ENFERMAGEM: SINERGIA DINÂMICA DE PROCESSOS

ENFERMAGEM: SINERGIA DINÂMICA DE PROCESSOS
Liliana Felcher Daniel

Impressão e Acabamento
Digitop Gráfica Editora

Direitos Reservados
Nenhuma parte pode ser duplicada ou reproduzida sem expressa autorização do Editor.

sarvier

Sarvier Editora de Livros Médicos Ltda.
Rua Rita Joana de Sousa, nº 138 – Campo Belo
CEP 04601-060 – São Paulo – Brasil
Telefone (11) 5093-6966
sarvier@sarvier.com.br
www.sarvier.com.br

Dados Internacionais de Catalogação na Publicação (CIP)
(Câmara Brasileira do Livro, SP, Brasil)

Daniel, Liliana Felcher
　　Enfermagem : sinergia dinâmica de processos / Liliana Felcher Daniel. -- 1. ed. -- São Paulo, SP : Sarvier Editora, 2023.

　　ISBN 978-65-5686-033-6

　　1. Assistência de enfermagem 2. Enfermagem – Prática I. Título.

22-133398
　　　　　　　　　　　　　　CDD-610.73
　　　　　　　　　　　　　　NLM-WY 100

Índices para catálogo sistemático:
　1. Enfermagem : Ciências médicas　610.73
Eliete Marques da Silva – Bibliotecária – CRB-8/9380

Sarvier, 1ª edição, 2023

ENFERMAGEM: SINERGIA DINÂMICA DE PROCESSOS

LILIANA FELCHER DANIEL

sarvier

Prefácio

As evidências de realizações progressivas nas diversas áreas da Enfermagem têm sido princípio motivador ao interesse da autora para a elaboração do livro, Enfermagem: Sinergia Dinâmica de Processos. Com o foco centrado no acesso de possibilidades emergentes, foi desenhado o cenário propício de trabalho para compor e divulgar a obra.

As expectativas nesse sentido tornaram-se oportunas, ao observar os contínuos anseios e necessidades de profissionais e estudantes de enfermagem sobre o tema em questão. Entende-se ser este livro uma contribuição que possa estimular o exercício do raciocínio reflexivo, e seletivo, como catalisador de ideias sobre a realidade do espaço e tempo presente da Enfermagem, oferecendo informações teóricas e práticas adicionais.

O pensamento da autora é o de complementar os assuntos publicados anteriormente; e agora, acrescentar propostas de ferramentas essenciais à operacionalização metódica do trabalho. Com ênfase em princípios e conceitos do Marco Teórico: Sinergia Dinâmica de Processos; caracterizada pela Inter-Relação Retroativa de Processos Sistêmicos Operacionais de Trabalho, na visão teórica/prática e prática/teórica.

Entre os conceitos comentados sobre Sinergia Dinâmica neste assunto, há os referentes às ações de indivíduos interagindo; de modo que os processos sistêmicos de trabalho funcionem também, pela participação presencial direta, proativa e solícita de pessoas relacionando-se com pessoas, e ao mesmo tempo operando a gestão de procedimentos relativos às circunstâncias reais encontradas no exercício da enfermagem.

Sob a visão abrangente das várias facetas a trabalhar, a vivência profissional da autora foi significativa quanto à responsabilidade em reconhecer as necessidades existentes relatadas por profissionais de enfermagem, os quais desejam aprimorar as suas habilidades. Esta constatação afigura-se, portanto, como mola propulsora para continuar a expandir o conhecimento sobre Processos de Trabalho em Enfermagem.

A produção do livro atual resulta da experiência profissional exercida em diversas especialidades da enfermagem. No princípio da carreira, como Enfermeira de Saúde Pública, na Faculdade de Higiene e Saúde Pública da Universidade de São Paulo (1954-1955). Depois em Hospitais nos Estados

Unidos da América do Norte, atuando como Enfermeira com registro no Estado da California (1956-1971). E a partir de 1972-1994, com residência no Brasil, exercendo a profissão, na atual Instituição UNASP, campus SP.

Tendo atuado nas disciplinas de: Saúde Mental; Psiquiátrica; Psicossomática; Sistematização do Planejamento da Assistência de Enfermagem e Modelos e Processos de Trabalho; Metodologia da Pesquisa; Assistência Espiritual; e atividades correlatas ao programa dos cursos. Em funções de: Coordenação da Escola de Enfermagem; docência nos Cursos de Graduação e Pós-Graduação; e em atividades de administração, pesquisa, orientação de estudantes em campos de estágios e do exercício profissional. Participação em Bancas examinadoras de Universidades do País para análise e julgamento de Estudos, Dissertações e Teses, nos níveis de Especialização, Mestrado, Doutorado, Livre Docência e Professor Titular. Com qualificação profissional de Doutor, Livre Docente e Titular.

Volvendo a atenção agora, ao começo dos estudos e escritos da autora que deram origem ao percurso das etapas de publicações, transcorridas sobre o assunto de processos de trabalho sistêmico em enfermagem, até a produção do livro atual, toda esta trajetória teve início na década de 1960, como memória significativa.

Pois, aconteceu em continuidade ao exercício profissional, como enfermeira registrada no Estado da Califórnia, EUA do Norte. Quando, na função de coordenadora de clínica hospitalar houve a oportunidade de adquirir e estudar os primeiros livros publicados naquele País sobre o planejamento da assistência de enfermagem; sendo que na ocasião o sistema já estava em progresso de implantação no referido Hospital.

Também foi experiência inédita, ter tido a oportunidade de liderar a equipe, quanto aos procedimentos relativos às etapas iniciais do processo de planejamento e aplicação na assistência de enfermagem, como atividade integrante das atribuições diretas da função de enfermeira coordenadora da unidade hospitalar. Atuando então, na elaboração do Plano de Cuidados e na aplicação prática. Foi na década de 1960, em que ocorreu o começo de composição do livro: A Enfermagem Planejada. Impresso no Brasil em 1977.

Em 1978 o trabalho foi revisado, ampliado e publicado por nova editora, e reeditado em 1979; e em 1981 publicado por outra editora, com reedições. Ainda, seguindo os mesmos métodos foi publicado, em 1983, o livro, Atitudes Interpessoais em Enfermagem.

Com o tempo, o interesse da autora pela temática de sistematização assumiu proporções muito mais amplas, quanto a abrir o leque de opções para estudar outros sistemas gerais de trabalho na enfermagem. O foco do pensamento se ateve a novas ideias sobre a elaboração de modelos, métodos e técnicas organizadas, específicas para aplicação em outras atividades e atribuições dos enfermeiros, além, só das específicas ao processo da assistência.

A motivação desafiadora adquirida pelo percurso de experiência nessa área, e a solicitação de enfermeiros originou a elaboração do livro, "Enfermagem: Modelos e Processos de Trabalho", publicado em 1987; cuja obra expandiu o entendimento sobre o assunto, resultando neste livro, "Enfermagem: Sinergia Dinâmica de Processos".

Mesmo considerando o notório progresso em todas as áreas do saber em enfermagem, continua a oportunidade para expandir, entre tantos temas, os sobre métodos e ferramentas de trabalho, para ordenar o raciocínio reflexivo e aprimorar a capacidade mental analítica. O ensino e exercício do pensar reflexivo têm se tornado inadiável no contexto amplo de Processos de Trabalho em Enfermagem; levando em conta a atualidade desse assunto em todas as áreas do saber, inclusive na cibernética.

Tem sido um privilégio servir, interagir e aprender com colegas e estudantes de enfermagem; e profissionais de outras áreas do saber, de especialidades diversas, que se interessam por métodos de trabalho. E ainda, com um sem número de pessoas que contribuem com sugestões e conhecimentos construtivos indispensáveis para continuar a manter o emblema em prosseguimento: **Foco no Alvo e Sinergia Reflexiva no Percurso**.

Assim como toda pessoa depende em muitos momentos da vida de alguém que mostre o caminho a seguir, fica aqui registrada a gratidão absoluta a cada ser precioso da minha querida família, pelo carinho, presença, solicitude em me ouvirem, apoiarem, compartilhando com reflexões e sugestões sobre as minhas idéias. A gratidão sincera é extensiva aos amigos e colegas que sabem compreender, orientar e se interessam pelos meus planos e projetos; os seus ensinos e apoio foram indispensáveis em todo o projeto.

O reconhecimento eterno a Deus pela presença em cada momento da minha vida.

Sumário

1 **Sinergia Dinâmica de Processos** 1
    Interesse Proativo 1
    Escolhas e o Pensar Reflexivo 2
    Transformações 3
    Sinergia Interacional 4
    Significado de Sinergia Dinâmica de Processos 5
    Processos 7

2 **O Marco Teórico: Sinergia Dinâmica de Processos** 9
    Reflexões Gerais sobre Marcos Teóricos 9
    Ética e Ideologia 11
    O Marco Teórico: Sinergia Dinâmica de Processos 13
    Questões Teóricas 16

3 **Configurações do Marco Teórico:**
   Sinergia Dinâmica de Processos 21
    Perspectivas das Simbologias 21
    Formalismos 22
    Enfoque de Disciplinas 23
    Essência Conceitual do Marco Teórico 25
    O Formalismo: Sinergia Reflexiva 25
    Princípios Elementares do Marco Teórico Sinergia Dinâmica
       de Processos 26

4 **Categorias Constituintes do Marco Teórico:**
   Sinergia Dinâmica de Processos 28
    Reflexões sobre Mapas Conceituais 28
    Categorias Constituintes 29

Utilização Seletiva	31
Ajustamento às Transformações	32
Sequência Descritiva dos Próximos Textos	33

5 Noções sobre a Visão Figurativa do Marco Teórico 35
    Concepções Gerais 35
    Padrões de Referência: Sinergia Dinâmica 36

6 O Domo Geodésico Análogo 43
    Critérios de Elaboração 43
    Normas de Elaboração 44
    Conceitos sobre Geodésia 45
    Princípios e Técnicas de Elaboração 47

7 Processos: Sinergia Reflexiva na Prática 51
    Evolução Histórica 51
    Referências a Estudos 52

8 Ferramentas de Ação e Processos 63
    Ideias Proativas 63
    Símbolos Gráficos de Processos: Indivíduos
        Interagindo 65
    Entendendo Conflitos Operacionais 66
    Definições: Ferramenta, Processo, Sistema 68
    Sugestão de Definições 69

9 Modelagem de Sistemas e Processos 73
    Modelagem 73
    Referências Retrospectivas e Progressivas 74

10 O Modelo de Organização da Enfermagem 81
    A Natureza do Modelo 81
    Estrutura do Modelo de Organização da Enfermagem ... 83
    Funções Estruturais do Modelo de Organização
        da Enfermagem 84

**11 Mapa Conceitual 2 do Modelo de
Organização da Enfermagem – Módulo 1** 88

    Descrição de Conteúdos 88

    Categorias de Sistemas do MOE 90

    Sistemas – Submodelos do MOE: Conceitos 91

**12 Mapa Conceitual 2 do Modelo de
Organização da Enfermagem – Módulo 2** 97

    Descrição de Conteúdos 97

    Sistemas – Submodelos do MOE: Conceitos 97

**13 Mapa Conceitual 2 do Modelo de
Organização da enfermagem – Módulo 3** 104

    Descrição de Conteúdos 104

    Sistemas – Submodelos do MOE: Conceito 104

14 Raciocínio Analítico Reflexivo – Processo 114

    Buscando Soluções Proativas 114

    Buscando o Pensar Reflexivo 115

    Visão Conceitual Seletiva 116

    O Raciocínio Analítico Reflexivo 118

    O Raciocínio Analítico Reflexivo – Processo 119

    A Percepção no Processo Reflexivo 120

    O Usuário da Informação e o Conceito Perceptivo 121

15 O Método Analítico Reflexivo 124

    O Método e a Mente Reflexiva 124

    A Atitude Mental de Pessoas Interagindo e o Método 125

    Modelagem do Método Analítico Reflexivo 126

    A Ferramenta de Base (FB) 127

    Módulos da Ferramenta de Base 127

    A Ferramenta de Base e seus Significados 128

    A Ferramenta de Base na Visão de Sinergia Dinâmica
        de Processos 129

    Princípios de Causalidade do Método Analítico Reflexivo 129

16 Sistematização do Trabalho pelo Método Analítico Reflexivo – Ferramenta (FB) 134

    A Análise do Sistema MAR – FB 134
    Selecionar Questões para Análise 135
    Funções da Ferramenta de Base 136
    Ferramenta de Base – Gestão Proativa do Processo de Utilização 137

17 Aplicação do Método Analítico Reflexivo (MAR FB) 142

    Operacionalidade na Prática 142
    Ilustrações Práticas 144
    Modelos de Exercícios 145
    Refletir, Indagar, Adequar 148
    A Enfermagem e o Tempo Presente 154

Apêndice A   Seleção de Conceitos: Sinergia Dinâmica de Processos .. 157

Apêndice B   Seleção de Conceitos: O Marco Teórico: Sinergia Dinâmica de Processos 159

Apêndice C   Seleção de Conceitos: Configurações do Marco Teórico: Sinergia Dinâmica de Processos 162

Apêndice D   Seleção de Conceitos: Categorias Constituintes do Marco Teórico: Sinergia Dinâmica de Processos 164

Apêndice E   Seleção de Conceitos: Noções Sobre a Visão Figurativa do Marco Teórico 166

Apêndice F   Seleção de Conceitos: O Domo Geodésico Análogo 167

Apêndice G   Seleção de Conceitos: Processos: Sinergia Reflexiva na Prática 169

Apêndice H   Seleção de Conceitos: Ferramentas de Ação e Processos . 170

Apêndice I   Seleção de Conceitos: Modelagem de Sistemas e Processos 172

Apêndice J   Seleção de Conceitos: O Modelo de Organização da Enfermagem 174

Apêndice K   Seleção de Conceitos: Mapa Coneitual 2 176

Apêndice L   Seleção de Conceitos: Raciocínio Analítico Reflexivo –
Processo 177

Apêndice M   Seleção de Conceitos: O Método Analítico Reflexivo 180

Apêndice N   Seleção de Conceitos: Sistematização do Trabalho pelo
Método Analítico Reflexivo – Ferramenta de Base 182

Apêndice O   Seleção de Conceitos: Aplicação do Método Analítico
Reflexivo 184

Índice Remissivo 186

capítulo **1**

Sinergia Dinâmica de Processos

Interesse Proativo

O crescente interesse de enfermeiros pela busca proativa de formas inovadoras e compatíveis para realizar o trabalho teórico e prático na Enfermagem, justifica-se, considerando a evolução histórica e a influência das transformações progressivas que ocorrem nessa área do saber, bem como no mundo.

A consciência de tal realidade induz a pensar nos desafios gerados pela tendência proativa dos profissionais, de continuarem a encontrar soluções e recursos técnicos e científicos para alcançarem os objetivos esperados, o padrão desejado de qualidade da atenção a ser dispensada, e o aprimoramento pessoal. E ainda, a adquirir habilidades para escolher e executar procedimentos que identifiquem as alterações causadas pelo impacto das mudanças, e contribuam a atender as necessidades encontradas; estas reflexões baseadas em evidências atuais resultaram em razões significativas para a apresentação desta Obra, Enfermagem: Sinergia Dinâmica de Processos.

O livro contém conceitos sugestivos a serem estudados e testados. Os assuntos são descritos de modo a estimular o raciocínio analítico reflexivo, no sentido de direcionar a seleção de estratégias alternativas de trabalho; apresenta ilustrações representativas de conhecimento sistematizado; descreve funções dos processos, princípios, técnicas, e o uso de ferramentas operacionais; propõe diretrizes essenciais, como, o enfoque holístico das necessidades básicas e de pessoas interagindo; e comenta as experiências de estudiosos.

Os textos têm por fundamento principal o **Marco Teórico: Sinergia Dinâmica de Processos**, como modalidade original de conhecimento, concebido segundo o entendimento da autora; cujo significado é caracterizado pela **Inter-Relação Retroativa Dinâmica de Princípios Básicos dos Processos Sistêmicos Operacionais de Trabalho em Enfermagem, na visão teórica/prática e prática/teórica.**

Ao introduzir o tema é pertinente acrescentar uma informação esclarecedora, quanto a aspectos teóricos e tecnológicos sobre o mesmo; refere-se ao fato de **o assunto exposto na obra refletir a compreensão da autora no momento presente.**

Esta afirmação é pela razão, de que a Enfermagem possui um acervo de conhecimentos, práticas e metodologias específicas, suscetíveis à provável ocorrência de transformações e atualizações; resultantes de fenômenos influenciados por diversidades de informações, descobertas e acontecimentos, dados de pesquisas, efeitos da resolução de projetos, variáveis humanas, e múltiplas forças significativas de tudo no mundo.

Escolhas e o Pensar Reflexivo

A diversidade de informações disponíveis, acumuladas através do tempo, tem sido forças impulsionadoras para o progresso que vêm ocorrendo na Enfermagem como ciência e arte; porém, ainda existe muito a ser conhecido, testado, revisto e acrescentado.

A inclusão de propostas versáteis nesta área do conhecimento tem favorecido o senso de reflexão; e motivado o espírito inquisitivo dos profissionais a selecionarem as alternativas mais eficientes a cada situação teórica ou prática. Levar a efeito qualquer procedimento, entendendo que existem modos opcionais diversos para escolher, adequados aos requisitos de cada situação, pode condicionar as pessoas à melhoria da realização de seus projetos. Diversidades estimulam a buscar novas oportunidades.

A sugestão de atuar no processo de análise e escolha entre as múltiplas formas ideológicas, técnicas e científicas de pensamento, só em si, já induz à argumentação, à identificação de critérios seletivos e às ações criativas. Tudo no mundo é passível de ser submetido à análise reflexiva antes de ser adotado. Não há tema que tenha sido abordado, cujo assunto se esgotou; portanto, existe espaço para ampliar o acervo do saber na área de modelos e métodos de trabalho.

Neste livro, o exercício do pensamento analítico reflexivo apóia-se nos princípios de Sinergia Reflexiva; a qual está inserida na essência conceitual do Marco Teórico: Sinergia Dinâmica de Processos, caracterizado pela Inter-Relação Retroativa Dinâmica de princípios básicos dos Processos de Sistemas Operacionais de Trabalho em Enfermagem.

Entre os elementos constituintes do Marco Teórico situa-se o Modelo de Organização da Enfermagem, o Método Analítico Reflexivo; e a Ferramenta analítica de Base, a seguir:

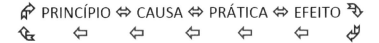

O conceito de Sinergia Reflexiva, inserido neste contexto, tem a ver com a capacidade de pensar através do raciocínio analítico reflexivo e com discernimento; usando a atividade mental para guiar as ações na operacionalização do trabalho sistematizado, de formas como: nos processos conceituais, planejamento e implementação dos projetos e gestão; por indivíduos interagindo; em atendimento das necessidades humanas básicas no enfoque Holístico; nas diversas especialidades profissionais; nas áreas de assistência, administração, educação, pesquisa, tecnológica, científica, deveres legais, sociais, públicos e artísticos; nos procedimentos analíticos de utilização da Ferramenta de Base; quanto aos recursos e ambiente; e em todos os processos da enfermagem.

Transformações

Vivemos num mundo em constantes transformações; as do cotidiano das pessoas, mudanças climáticas, as transformações dos constituintes da matéria, em sistemas microscópicos e macroscópicos e em tudo.

Para Marques (2010) "o conceito de transformação define-se a partir do conceito de estado de um sistema, um dos conceitos mais importantes na Física. A saber qual é o estado de um sistema equivale a especificar um conjunto de informações de que necessitamos para poder caracterizá-lo de forma completa".

Pensando em termos de processos de sistemas conceituais é possível caracterizar os sistemas a partir de constituintes informativos que formam o corpo de conhecimentos específicos de cada elemento dos Modelos e Métodos. Sendo que as forças que podem causar transformações em sistemas de trabalho ativam inter-relações nestes, pois no universo inexistem sistemas isolados. As inter-relações são consideradas como dinâmicas, ou seja, ativas, em consequência do resultado de influências, simbolicamente chamadas de "forças" alterantes. Influências estas de naturezas diversas, como por exemplo, as levadas a efeito pelas ações humanas. As inter-relações são mais abrangentes do que os fenômenos que causam transformações, porque são ativadas, no geral, pela intervenção de pessoas.

Sinergia Interacional

Todas as discussões e questionamentos sobre teorias, modelos, métodos, reflexões, planos, escolhas, projetos, execução e procedimentos incluem de forma indissociável o seguinte preceito: todos os processos sistemáticos operacionais de trabalho, só podem funcionar pela **atuação presencial direta, proativa e solícita** de pessoas interagindo com pessoas; havendo porém, circunstâncias excepcionais que requeiram a participação profissional interativa via modos tecnológicos e cibernéticos. Contudo, nenhum processo sistemático de trabalho em enfermagem dispensa a intervenção de pessoas.

A mola mestra geradora de resultados favoráveis consiste em levar qualquer atividade a efeito através de relacionamentos interpessoais harmoniosos, os quais são regidos por princípios, inclusive de psicodinâmica, embora diferentes dos de sistemas formais.

Esta afirmação apoia-se na filosofia de valores humanos éticos, em enfoque holístico, caracterizados pela compreensão e atendimento das necessidades básicas das pessoas. Todos os processos de trabalho dependem, além da competência formal dos profissionais, da habilidade de comunicação e de demonstrarem atitudes interpessoais favoráveis de relacionamento; quer seja ao desempenhar atividades burocráticas, administrativas, didáticas, de pesquisa, tecnológicas, científicas ou de assistência.

Do mesmo modo que o relacionamento interpessoal facilita a implementação das ações, atribuindo significados dinâmicos à realização dos mais variados processos de trabalho, nesta mesma linha de raciocínio foi adotado o critério de interdependência a cada componente integrante dos modelos e métodos descritos neste livro.

A ideia de aplicar princípios de inter-relação aos processos sistêmicos em questão foi inspirada na premissa de que fenômenos incidem sobre os processos conceituais influenciando a viabilidade destes de serem utilizados adequadamente, ou alterando os resultados. Os profissionais ao estarem habilitados, através do uso dos sentidos para apreenderem tais condições podem levar a efeito intervenções nos processos sistêmicos.

Tanto nesse sentido, como pela razão de haver princípios que regem os atributos teóricos e operacionais dos sistemas.

O **Todo** é composto por partes conectadas entre si, operando como se fossem regidas por mecanismos de interdependência, um "funciona" na relação com o outro, e com o todo. A inter-relação dos sistemas conceituais é regida por princípios diretrizes significativos à natureza de cada conteúdo dos conceitos; os princípios operam como "forças", ou seja, conhecimento fundamental que norteia o raciocínio; **postulados científicos essenciais à regência explanatória dos processos.**

Em essência, tudo no universo é regido por princípios com ação de interdependência. A lei mostra a ordem dos eventos e dos princípios, os quais funcionam e acontecem com uniformidade, podendo ocorrer, no entanto, a influência de fenômenos atuantes.

O Marco Teórico: Sinergia Dinâmica de Processos, o principal desta Obra, cujo "arcabouço" fundamental intitula-se Formalismo: Sinergia Reflexiva, foi elaborado para fundamentar o conhecimento em questão, e tem suporte no entendimento de que os processos sistêmicos operacionais possuem: **propriedades de inter-relação retroativa dinâmica, regida pela lei da causalidade, na visão de possível variabilidade, expressa conforme a provável ou improvável correlação de Princípio, Causa, Prática, Efeito, segundo a concepção teórica/prática e prática/teórica de Liliana Felcher Daniel**.

Significado de Sinergia Dinâmica de Processos

Definir sumariamente Sinergia Dinâmica de Processos, neste capítulo, apresentou-se como tarefa preliminar seletiva necessária, devido à abrangência existente de conceituações sobre o assunto; tanto do saber geral, como as delineadas para esta Obra com significados respectivos aos modelos e métodos sugeridos.

Sinergia Dinâmica neste contexto é uma afirmação que caracteriza a **Inter-Relação Retroativa Dinâmica dos Processos Sistêmicos Operacionais de Trabalho em Enfermagem.** *Integra os constituintes ou componentes do Formalismo deste Plano Mestre Global, o qual simboliza o modo ou forma de mostrar e descrever conteúdos, conhecimentos, processos, sistemas, significados, objetos, sujeitos, fenômenos, fórmulas e modelagens das diferentes particularidades dos esquemas de trabalho. Sinergia pode significar, segundo os princípios fundamentais de processos sistêmicos indicados por FULLER (1979), a integração de comportamentos, interatividade das partes para o equilíbrio do todo, a capacidade na adequação às diversi-*

dades ideológicas, a abertura mental ao novo e à criatividade como requisito inerente à dinâmica dos processos sistêmicos. FULLER deixou legado histórico valioso para a humanidade; e entre as amplas contribuições, o estudo da ciência da Geodesia aplicada a construções arquitetônicas, as quais são sistemas de módulos equilibrando-se mutuamente, de modo inter-relacionado retroativamente.

A tecnologia de FULLER sobre os princípios da ciência da Geodesia foi a fonte de inspiração adaptativa para a elaboração da **Figura do Domo Geodésico Análogo***; como uma das representações simbólicas dos constituintes que compõem o Marco Teórico de Sinergia Dinâmica de Processos em Enfermagem, na visão teórica/prática e prática/teórica deste Plano Mestre Global.*

"Dinâmica", relativa à mecânica, estuda o comportamento dos corpos em movimento e a ação das forças que produzem ou modificam seus movimentos; é o estudo das causas dos movimentos e seus possíveis efeitos. Dinâmica vem do Grego dynamike, significa "forte"; assim, foi feita uma **analogia simbólica** *desse princípio à Sinergia Dinâmica dos Processos Operacionais de Trabalho e aos elementos conceituais relativos. O caso da dinâmica de sistemas aplica-se aos ciclos de inter-relação e retroalimentação que afetam o comportamento dos sistemas com o todo, a partir dos componentes individuais. Portanto, não são operados de forma automatizada, mas de forma ativa, acionando possíveis efeitos.*

MARIOTTI (2008) comenta sobre conceitos de FULLER: Sinergia significa que o comportamento da totalidade dos sistemas não pode ser prognosticado com base no comportamento de suas partes separadas. O universo é sinérgico. A vida é sinérgica.

Do mesmo modo cada pessoa tem em si a sua individualidade holística, possuindo incontáveis alternativas de interatividade consigo mesma e com tudo no universo.

Quanto ao conceito de indivíduos ou pessoas interagindo, considerados no esquema deste estudo, como as "forças propulsoras" de todos os processos sistêmicos, portanto sendo estes os promotores da execução das etapas de trabalho teórico/prático e prático/teórico. Atuando nas mais variadas situações; evoluindo, progredindo, relacionando-se uns com os outros, produzindo mais conhecimento, criando um ambiente saudável e seguro de trabalho e vivência, desenvolvendo e demonstrando comprometimento e atitudes de respeito ético na comunicação; colocando o foco principal na valorização de pessoas. O efeito sinergético dinâmico nas relações huma-

nas e na aplicação de tecnologias, neste contexto diz respeito, a habilidades cooperativas de interatividade, e igualmente, no lidar com diversidades e transformações; e ao senso de pertencer à missão inspirada nos votos da profissão de Enfermagem.

Os pressupostos contidos nestas reflexões correspondem a requisitos esclarecedores iniciais, de modo a favorecerem a compreensão própria do profissional de enfermagem, na seleção de modelos de trabalho compatíveis com processos sinérgicos criativos e flexíveis.

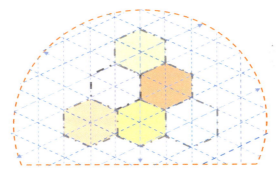

DOMO GEODÉSICO ANÁLOGO

SINERGIA DINÂMICA CONCEITUAL DE PROCESSOS ⇔ INDIVÍDUOS INTERAGINDO

Processos

As forças atuantes e alterantes em processos sinérgicos inexistiriam, se fossem somente consideradas oriundas de artifícios imaginários; o fato é que advêm da influência de variáveis operantes e do resultado de ações transformadoras presentes em tudo no universo. Os processos sinérgicos são afetados, alterados e modificados conforme ocorrem estímulos de mudanças naturais ou inferidas, ou seja, por estarem sujeitos às consequências dos efeitos de fatos ou dos princípios originadores.

Assim sendo, são ilimitados os estímulos, tanto gerais, quanto humanos que podem alterar a movimentação e a atividade dinâmica dos processos sinérgicos com o todo.

A conceituação sobre o significado de processos sistêmicos proposta neste contexto, pode ser um aspecto facilitador inicial ao estudar, interpretar e utilizar o Marco Teórico.

Processos referem-se a um conjunto sequencial de etapas ou fases inter-relacionadas, descritas nesta obra, para a realização de tarefas, com o fim de alcançar objetivos. São formas e atividades para operacionalizar a gestão de planejamento, implementação, organização e avaliação de projetos. A dinâmica deste faz parte de todo o Marco Teórico.

Referências Bibliográficas

Fuller RB. Synergetics: Explorations in the geometry of thinking. Washington D. C.: In collaboration with E.J. Applewhite; 1979. First published by Macmillan Publishing Co., 1975, 1979. 1839 p. Available from:
https://fullerfuture.files.wordpress.com/2013/01/buckminsterfuller-synergetics.

Mariotti H. Sinergia, criatividade, complexidade. Publicação original, Thot (SãoPaulo). 1996; 63: 21-28. [ampliado e atualizado 2008; acesso 15 de junho de 2016]. Disponível em: pavoniking.hospedagemdesites.ws/imagens/trabalhosfoto/442008_sinergia.

Marques GC. Do que tudo é feito? São Paulo: Editora da Universidade de São Paulo; 2010. p. 9,14,113.

Fontes Consultadas

Altman M, Huang TK, Breland JY. Design thinking in health care. Prev Chronic Dis. 2018; 15: 180128 [acesso 07 de fevereiro de 2019]. Vailable from:
https://www.ncbi.nim.gov/pubmed/30264690

Eberlin, MN. Fomos planejados: a maior descoberta científica de todos os tempos/Marcos Eberlin. 5ª ed. São Paulo: Editora Mackenzie; 2019.

Oguisso T, Takashi MH, Freitas GF, Bonini BB, Silva TA. Primeiro Código Internacional de Ética de Enfermagem. Texto contexto – enferm. 2019 July 18; 28. [acesso 29 de Dezembro de 2020]. Disponível em:
https;//doi.org/10.1590/1980-265x-tce-2018-0140

Capítulo 2

O Marco Teórico: Sinergia Dinâmica de Processos

Reflexões Gerais sobre Marcos Teóricos

A palavra marco é definida como um indicador de referência, sinal notório que caracteriza, simbologia que distingue, além de tantos outros significados conforme o contexto que é aplicado.

Enciclopédias referem-se a marco teórico como uma afirmação teórica de um autor ou pesquisador, relacionada a determinado campo do saber, o qual realizou investigações e reflexões sobre certo tema, e chegou a explicações e conclusões metodológicas quanto a um assunto.

Outras ideias o consideram como conjunto de concepções ou teorias de um estudioso, contendo diretrizes referenciais relacionadas a uma área específica do saber que apresenta conceitos sistematizados. Inclui o enunciado de uma frase de significado preponderante, ou enunciados singulares originais, e simbologias peculiares do conhecimento produzido. Não é apenas o agrupamento de opiniões extraídas de fontes diversas, mas é a combinação do saber desenvolvido através de raciocínio analítico e crítico, metodológico e organizado. Pode ser compreendido como a obra original de um autor quanto a determinado tema; não advém só da intuição, ou ensaio empírico, mas é o resultado da maturação de ideias, a fim de mostrar parâmetros teóricos específicos suficientes para guiar também, a busca de conhecimento inovador. É passível de ser questionado e testado.

O marco teórico explica fenômenos para direcionar e predizer ações. É considerado, por si só, como suporte integral na abordagem científica de situações, questões e problemas, pois estes não se apoiam em si próprios, mas na referência teórica do marco. Contudo, certos estudiosos argumentam que, ater-se ao marco teórico, como rigorosamente aplicável para guiar aleatoriamente um determinado estudo ou pesquisa pode tornar-se uma estratégia capciosa e restritiva, induzindo a procedimentos incorretos na execução prática. Afirmam que os paradigmas teóricos são úteis, mas essa fundamentação precisa ser submetida a uma avaliação técnica prévia, para saber se as diretrizes são adequadas ao tipo de estudo a ser desenvolvido, quanto aos conceitos e objetivos deste; ou, se os critérios da pesquisa requerem que se opte por modelos alternativos para atender ao rigor metodológico.

Pela experiência nota-se que antes de aplicar referenciais teóricos a trabalhos é indispensável examinar os termos destes, indicados a serem seguidos, conceituando-os no sentido de conhecer o significado intrínseco dos mesmos, para cotejá-los ao significado dos termos a serem utilizados na pesquisa, assim ajuizando se estes são próprios às expectativas do pesquisador. Um exemplo de termo ou conceito amplamente encontrado em artigos e pesquisas é o da "Percepção", o qual funciona frequentemente como um "jargão", pelo emprego indiscriminado deste, podendo alterar a coleta de dados, análise e os resultados. O termo Percepção requer uma conceituação criteriosamente qualificada, segundo princípios relacionados à psicologia, fisiologia, semiologia, filosofia, química, sociologia, mercadológicos, espirituais, religiosos entre muitos outros aspectos. A percepção, como "ferramenta" do instrumento teórico pode ser usada de forma errônea desviando os resultados da pesquisa. Um referencial teórico depende da interpretação adequada dos seus elementos, para a adequação dos processos de trabalho.

O acervo existente de referenciais teóricos pode favorecer a escolha do modelo acertado; contudo, na enfermagem é notória a demanda de paradigmas mais específicos e especializados destinados a estudos teóricos e ao exercício na prática.

As tendências atuais evidenciam o crescente interesse pela busca do saber, tornando-se cada vez mais desejáveis as iniciativas de criar novos modelos e métodos para atender as expectativas dos profissionais de enfermagem. Há amplo espaço disponível a ser preenchido nessa área; o desafio parece ainda mais evidente, **ao ser considerada a questão quanto à necessidade da criação de padrões teóricos nacionais, como estratégias alternativas razoáveis, e adicionais ao fato conhecido do uso de parâmetros teóricos predominantemente internacionais.**

A criação de estruturas teóricas é o resultado da aquisição de experiência ao longo do tempo por conta de processos únicos e originais de trabalho intelectual reflexivo e diferenciado; iniciando por formulações mentais primitivas às mais complexas e sofisticadas. A maturação de ideias leva à construção de conceitos embrionários, a princípio definidos sumariamente, e quando submetidos à compreensão mais precisa descrevem fenômenos ou fatos e eventos a serem observados e estudados. A construção teórica inclui a especificação de princípios que regem todos os processos teóricos e práticos, além de incorporarem o saber de ciências em geral à influência direta ou indireta de enfoques ideológicos, culturais, humanos e de realidades do mundo.

A diversidade e a contemporaneidade do conhecimento o tornam mais expansível, ajustável ao rigor dos fatos, progressivo, criativo, multiplicável, mutante, renovável, e passível de atualização e adequação às expectativas práticas; deste modo pensar em teorias únicas é sem sentido.

A dúvida e a busca da "verdade" impulsionam gradativamente o espírito inquisitivo, começando primeiro a conhecer assuntos mais fáceis, e evoluindo no processo extenso do trabalho científico para aprender a organizar as ideias, escrevendo-as. Há um início, mas não um final; pois, a criatividade para produzir conhecimento teórico é sem limites, por ser uma obra de continuada dedicação, levada a efeito por concomitantes estratégias construtoras do conhecimento. É favorável que as concepções desenvolvidas através do método científico sejam testadas e contestadas se for o caso; o mérito está também em induzirem às reflexões construtivas. **A nomenclatura atribuída a uma criação teórica, tal como, teoria, marco teórico, referencial teórico, estrutura teórica, proposição ou outro termo usado, parece ter menor influência do que a "Substância" ou conteúdo que os compõem. Mesmo porque, a "Substância" é o resultado de um processo progressivo operacional de trabalho sujeito à modelagem adaptativa, conforme o saber é aprofundado e as evidências são reconhecias no tempo e no espaço.**

O valor está em analisar toda a obra dos autores, no contexto histórico de suas essências. Avaliar os momentos nos quais ocorreram e os contextos das realizações. Para ajuizar sobre o mérito e a **validade** desta ou daquela "**Substância**" de um paradigma teórico; é preciso conhecer minuciosamente todos os conteúdos, e avalia-los mediante justificativas documentadas de critérios baseados em princípios específicos; ao ser feita essa análise crítica cabe lembrar que pensamentos diferenciados requerem esquemas teóricos diferenciados, havendo a possibilidade de ainda estarem em processo evolutivo.

Ética e Ideologia

Estudiosos desenvolvem conceitos e propostas mediante a maturação de ideias, através da aquisição do saber e pela experiência de vida. Na enfermagem o benefício é para as pessoas alvo da atenção, para o crescimento dos profissionais, para o desenvolvimento da ciência, e como contribuição indispensável à humanidade em geral.

Tendo em vista que toda e qualquer contribuição científica na enfermagem é feita, sobretudo com a intenção de beneficiar pessoas, há parâmetros a serem considerados como indispensáveis para validar um empreendimento científico.

De início cabe lembrar a seriedade devida à ética na pesquisa e na ciência; ou seja, todos os procedimentos devem respeitar os deveres profissionais, legais, sociais, holísticos dos sujeitos e do mundo natural. A ética tem seus fundamentos em padrões morais. Qualquer organização humana faz parte do universo cósmico movido e sustentado por leis morais e naturais, as quais regem tudo e todos os seres viventes.

Vale fazer menção a outro parâmetro, em relação ao anterior, o qual não é encontrado tradicionalmente explícito em estudos teóricos; diz respeito a omitir a declaração das crenças pessoais ideológicas dos autores, por crerem que não fazem parte do pensamento lógico, ou talvez por outra razão a ser esclarecida; admitem ser inoportuna e inviável a combinação do ideológico ao científico. Porém, ao ser levado em conta um dos atributos inerentes ao equilíbrio da vida, que é o predicado inato da livre escolha, torna-se razoável a possibilidade de incluir o entendimento ideológico dos autores, se assim desejarem, às concepções de base de pesquisas e estudos, os quais conferem significados consistentes notórios a todas as ideias emitidas. Ao pensar que cada cientista é um ser humano com experiências peculiares e únicas de vida, parece coerente associar tal concepção ao seu trabalho científico, pois este fato já tem sido evidenciado na realidade. Tomando como exemplo o conceito de "Vida", vinculado à crença no Criacionismo, todas as ações teóricas e práticas pertinentes à área do conhecimento científico a serem realizadas, estarão alicerçadas nessa convicção. Tal entendimento permeia todas as Obras desta Autora.

A partir do conceito de vida e demais conceitos encontrados no Modelo de Organização da Enfermagem Cap.10, é configurada a posição pessoal, caracterizada como tipo de "viga mestra", uma forma de sustentação ao sistema de valores que servem de suporte à composição de todos os conteúdos dos textos; partindo da concepção de princípios diretrizes que regem a **gênese da natureza humana e da origem do universo;** entendida como se fosse uma "**estampa**", do estilo de crer da Autora, ideologicamente análogo a um código de Ser, ou **Crença** sobre a origem Criacionista da vida e do universo. A confirmação deste modo de pensar vem sendo mantida em todas as publicações.

Paralelamente, com o tempo foi preciso expandir o conhecimento técnico e científico relativo aos estudos realizados durante décadas, através da maturação de ideias conceituais e metodológicas, sobre: processos sistêmicos, fundamentação teórica, ilustrações gráficas, simbologias, operacionalização teórica e prática, identificação dos princípios básicos de inter-relação dinâmica e de raciocínio analítico. Revisões e atualizações, feitas na busca dos ajustamentos necessários, focados em praticidade, adaptabilidade, plasticidade, diversidade e simplificação, integrando-as ao conteúdo deste livro. Todo o processo de revisão foi necessário e indispensável; a ser repetido oportunamente; continuando a estar alicerçado na mesma perspectiva ideológica citada.

A forma e as funções dos processos podem mudar, mas a fé nos princípios referenciais da gênese da natureza humana e do universo, próprios ao entendimento orientador dos escritos em questão, está mantida sem alterações às propostas originais; e assim, os princípios **continuam os mesmos em sua essência**. Contudo, há o entendimento de ser construtiva a ideia de expandir a compreensão sobre o saber técnico de referência, para continuar a servir de apoio às propostas teóricas/práticas e práticas/teóricas dos Processos Sistêmicos Operacionais de Trabalho em Inter-Relação Retroativa Dinâmica.

Neste estudo são feitas menções repetitivas incentivando à realização do uso da criatividade adaptativa em todas as atividades teóricas e práticas, sejam relacionadas aos sistemas propostos neste livro, ou a outras a serem selecionadas; para tanto, a decisão de expressar a ideologia pessoal ou não em estudos teóricos, é uma questão de livre escolha.

O Marco Teórico: Sinergia Dinâmica de Processos

O Marco Teórico: Sinergia Dinâmica de Processos inclui um conjunto de concepções com significados conceituais **indicadores de características, contexto, forma e processos que o distinguem**; é diferenciado das particularidades de outros modelos teóricos.

É composto por enunciados descritivos e ilustrativos, contendo princípios fundamentais, aplicáveis à área específica e inclusiva do saber deste Marco, que no caso, mostra conceitos sistêmicos conectados retroativamente. Tais configurações integrantes da modelagem do Marco Teórico em questão, bem como de Marcos Teóricos classificados em outras categorias do saber, **superam ou excedem**, somente à inclusão de citações, informações, dados e opiniões encontrados em outras fontes bibliográficas.

À vista disto, o teor característico e peculiar dos conteúdos do Marco Teórico: Sinergia Dinâmica de Processos têm ainda, conhecimentos significativos de natureza distinta e original, que ultrapassam a exposição, unicamente do agrupado de referenciais teóricos formados por citações extraídas da bibliografia vigente.

Os procedimentos realizados para construção estrutural nesta visão mencionada, integram a elaboração de conceitos originais e de estratégias metodológicas criativas, além das tradicionais; embora sabendo-se que possam fazer parte dos recursos universais de conhecimentos já disponíveis, porém, neste modelo teórico, sugeridos de formas diversificadas peculiares e especificamente aplicáveis aos processos de desempenho e de compreensibilidade da área do saber a que se destinam.

A estes comentários segue a figura intitulada, Síntese Ilustrativa do Marco Teórico, mostrando uma vista panorâmica do conjunto de categorias ou elementos constituintes expressos de forma gráfica representativa simbólica da Sinergia Dinâmica de Processos.

Nota-se a inclusão de: Desenho geométrico do **Domo Geodésico Análogo** como Forma representativa do **Modelo de Organização da Enfermagem,** na perspectiva **Conceitual da Dinâmica de Inter-Relação Retroativa dos Processos Sistêmicos.** Mostrando setas em direções diversas, mas ao mesmo tempo, visando passar a impressão de circularidade interativa. Abaixo do Domo outro tipo de setas, de modo imaginário mimetizando a **Interatividade de Indivíduos** participantes de todos os processos operacionais. E mais abaixo, a **Ferramenta de Base**, como se fosse, o tipo de uma fórmula ferramental analítica representando o **Método Analítico Reflexivo**, com aparência de circularidade; para mostrar a *Proposição* de **Sinergia Reflexiva**: como o conceito essencial do Formalismo teórico de **Inter-relação Retroativa Dinâmica** de **Princípio, Causa, Prática, Efeito.**

A Síntese Ilustrativa do Marco Teórico consiste de design gráfico composto por figuras, sinais e palavras, como dito, de representatividade simbólica do pensamento não verbal; e um modo de raciocinar sobre conhecimentos, por meio de imagens analógicas. A visualização através do desenho é uma das evidências que diferenciam as experiências humanas da expressão pela linguagem.

A elaboração da página contendo a "Síntese" revela mais uma característica específica que qualifica o Marco Teórico: Sinergia Dinâmica de Processos; utilizando recursos criativos equivalentes analogicamente.

FIGURA 1
SINERGIA DINÂMICA DE PROCESSOS

VISÃO TEÓRICA/PRÁTICA E PRÁTICA/TEÓRICA DE LILIANA FELCHER DANIEL

PROCESSOS OPERACIONAIS DE TRABALHO:
INTER-RELAÇÃO RETROATIVA DINÂMICA

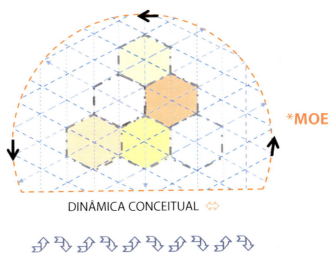

*MODELO DE ORGANIZAÇÃO DA ENFERMAGEM
**MÉTODO ANALÍTICO REFLEXIVO – FERRAMENTA DE BASE

Na era presente o uso de diagramações gráficas publicitárias, tecnológicas e para expressar conceitos das ciências assume proporções notórias no mundo.

Todos os contextos desta obra são apresentados sob o entendimento da autora no momento presente; estimando-se a previsão da possibilidade de consistirem-se em formas de trabalho passíveis de reavaliação e de passarem por processos criativos de ajustamento em face às transformações inevitáveis que ocorrem no exercício profissional e no mundo.

As especificações técnicas sobre o Domo Geodésico Análogo bem como dos demais elementos da Síntese Ilustrativa encontram-se descritos nos textos subsequentes.

Questões Teóricas

O Marco Teórico: Sinergia Dinâmica de Processos compreende uma concepção teórica de categorias ou elementos científicos articulados entre si, cuja finalidade é a de conduzir a operacionalidade dos processos construtivos do trabalho teórico e prático, em todas as áreas da enfermagem. Podendo ser aplicado também para a realização das atividades de multiprofissionais, mediante o devido ajustamento tecnológico necessário.

O Marco Teórico com as peculiaridades sinérgicas que o qualificam, quanto aos princípios inerentes e às conceituações sistêmicas e metodológicas, pressupõe a seleção e

utilização opcional de teorias; adaptáveis aos processos sistêmicos, como pré-requisitos de recursos paralelos.

Uma teoria é baseada em conjectura ou hipótese, elementos científicos, conjunto de leis, descrições e explicações de novos fatos e evidências, em diferenciação à prática. A teoria mostra a concepção sobre a essência de conhecimento elucidativo passível de ser contestado ou questionado sobre, qual a finalidade, o significado, a relação relevante a outras informações ou fatos; dúvidas estas feitas quanto a hipótese, que reforçam ou invalidam a mesma.

A hipótese pode ser entendida como o delineamento da relação existente entre dois fenômenos; e mediante a comprovação pela pesquisa, a afirmação passa ao estado de teoria ou princípio.

De acordo com a concepção de SGARBI (2014) uma hipótese foi bem formulada ao preencher os seguintes requisitos: é uma afirmação simples, escrita em linguagem a expressar exatamente o que está em questão, e é sujeita à negação.

Portanto, todo e qualquer modelo teórico está exposto a ser questionado, estudado e criticado, antes de servir à finalidade a que se destina.

Na era presente o uso de diagramações gráficas publicitárias, tecnológicas e para expressar conceitos das ciências assume proporções notórias no mundo.

Todos os contextos desta obra são apresentados sob o entendimento da autora no momento presente; estimando-se a previsão da possibilidade de consistirem-se em formas de trabalho passíveis de reavaliação e de passarem por processos criativos de ajustamento em face às transformações inevitáveis que ocorrem no exercício profissional e no mundo.

As especificações técnicas sobre o Domo Geodésico Análogo bem como dos demais elementos da Síntese Ilustrativa encontram-se descritos nos textos subsequentes.

Questões Teóricas

O Marco Teórico: Sinergia Dinâmica de Processos compreende uma concepção teórica de categorias ou elementos científicos articulados entre si, cuja finalidade é a de conduzir a operacionalidade dos processos construtivos do trabalho teórico e prático, em todas as áreas da enfermagem. Podendo ser aplicado também para a realização das atividades de multiprofissionais, mediante o devido ajustamento tecnológico necessário.

O Marco Teórico com as peculiaridades sinérgicas que o qualificam, quanto aos princípios inerentes e às conceituações sistêmicas e metodológicas, pressupõe a seleção e utilização opcional de teorias; adaptáveis aos processos sistêmicos, como pré-requisitos de recursos paralelos.

Uma teoria é baseada em conjectura ou hipótese, elementos científicos, conjunto de leis, descrições e explicações de novos fatos e evidências, em diferenciação à prática. A teoria mostra a concepção sobre a essência de conhecimento elucidativo passível de ser contestado ou questionado sobre, qual a finalidade, o significado, a relação relevante a outras informações ou fatos; dúvidas estas feitas quanto a hipótese, que reforçam ou invalidam a mesma.

A hipótese pode ser entendida como o delineamento da relação existente entre dois fenômenos; e mediante a comprovação pela pesquisa, a afirmação passa ao estado de teoria ou princípio.

De acordo com a concepção de SGARBI (2014) uma hipótese foi bem formulada ao preencher os seguintes requisitos: é uma afirmação simples, escrita em linguagem a expressar exatamente o que está em questão, e é sujeita à negação.

Portanto, todo e qualquer modelo teórico está exposto a ser questionado, estudado e criticado, antes de servir à finalidade a que se destina.

O Marco Teórico apresentado nesta obra, bem como teorias em geral, são instrumentos científicos sujeitos à transformações, adaptações, testagem, avaliações e por conseguinte, suscetíveis a contestações ou validações.

Nesta linha de pensamento o progresso científico histórico mostra fatos relevantes das tendências nesse sentido.

SILVA (1971) comenta: "Quando um cientista emite uma teoria que depois se revela estar errada, isso não significa que a teoria não era científica, porque, possivelmente foi o produto de uma atividade criativa, tão legítima quanto a que leva à teoria certa. Podemos portanto, estabelecer como postulado fundamental, que a criatividade científica deve ser livre, até o ponto em que seus frutos foram colhidos".

Para STEVENS (1979), até a discussão sobre "teoria" em enfermagem requer, suprimir o sentido de precisão, porque o termo enfermagem tem significado bem diferente para diferentes teoristas.

Estes comentários reforçam o mérito de ser feito o investimento necessário à continuidade do espírito criativo científico, apesar de existirem diferenciadas conotações deste para os estudiosos.

No entender de CARVALHO (1989), enfermagem como ciência é um conceito mais contemporâneo. Igualmente, segundo a própria Enfermagem, a noção de Enfermagem–ciência é complexa, multifacetada, carregada de desencontros. CARVALHO (1989) cita MELEIS (1985), para esta uma teoria pode ser vista, interpretada e utilizada de diferentes maneiras, e não está restrita aos propósitos para os quais foi desenvolvida. Pode ser vista através de seus paradigmas, tempo e período de desenvolvimento, questões e conceitos centrais.

Na continuidade de ideias MARTINS (1990), salienta que a teorização em enfermagem tem sido um assunto algo polêmico e, se alguns autores têm apresentado modelos teóricos, a sua aceitação não é universal. Contudo, a teorização torna-se indispensável à construção do objeto científico e à autonomia da enfermagem como ciência.

A menção sucinta aqui relatada sobre opiniões de estudiosos do papel e aplicação do conhecimento teórico e científico em enfermagem estimula a pensar no notável progresso já obtido nessa área.

Na evolução temporal, GARCIA E NÓBREGA (2004), descrevendo o tema, "Contribuição das Teorias de Enfermagem para a Construção do Conhecimento da Área", comentam que fazer a seleção da teoria de enfermagem que vai guiar a prática profissional nem sempre é uma tarefa fácil, pois cada uma das teorias disponíveis está organizada a partir de diferentes visões de mundo. As autoras mencionam contribuições ao conhecimento das teorias em enfermagem no Brasil resultando em alguns "produtos concretos", a exemplo do Modelo de Organização da Enfermagem de DANIEL (1987), segundo a opinião destas.

E como tudo está em transformação na vida e no mundo, igualmente, as diferentes visões e propósitos da Enfermagem vêm se adequando à atualidade; logo, correspondendo a essa tendência, do mesmo modo, o Modelo de Organização da Enfermagem foi ampliado quanto às conceituações e funções dos processos sistêmicos operacionais de trabalho, passando a integrar os elementos constituintes de referência do Marco Teórico desta obra.

Expandindo as considerações sobre parâmetros teóricos, cabe salientar a indispensável tarefa de selecionar, quais suportes científicos a empregar para a realização do trabalho em enfermagem, inclusive o de planejamento de projetos. A seleção implica em processos decisórios baseados em uma análise reflexiva dirigida, quanto aos recursos técnicos e teóricos disponíveis.

"Diante de situações complexas, não se pode simplesmente arriscar, e fazer escolhas pelo processo de acerto e erro. Reconhecidamente, o erro pode ser fatal para um indivíduo ou para outros envolvidos em determinada situação. Uma parcela dos erros cometidos nos processos decisórios ocorre devido a falha de informação ou formação. Os estudiosos no assunto afirmam que as melhores decisões são tomadas quando detemos o conhecimento acerca dos componentes organizacionais e percorremos todas as faces do processo decisório", CIAMPONE et al. (2016).

O processo decisório assume papel prioritário, antes do início de uma pesquisa, ou de qualquer trabalho profissional; decisões são o resultado de escolhas e de competências. Os mecanismos metodológicos, bem como as teorias, contem conhecimentos que funcionam como diretrizes para a seleção dos parâmetros adequados a cada projeto de trabalho, seja este simples ou complexo.

O Marco Teórico projetado neste livro têm características teóricas sistemáticas, de natureza a serem consideradas como proposições verdadeiras ou falsas, das quais se pode deduzir certo conjunto de consequências ou suposições; além destes atributos há elementos relacionados à sua condição estrutural contendo mecanismos ou ferramentas tecnológicas, sugestivos a operacionalizar atividades e procedimentos cujo percurso visa chegar a alvos propostos.

Entre os diversificados propósitos úteis dos recursos teóricos e práticos do Marco Teórico: Sinergia Dinâmica de Processos destacam-se possibilidades, como: sistematização em enfermagem relativa à assistência, educação, administração, pesquisa, tecnologia, ciência, arte, relações humanas e deveres profissionais; definir conceitos e metodologias; praticar a argumentação e o raciocínio analítico reflexivo; conduzir a gestão dos processos sistemáticos de trabalho no enfoque Holístico, sob a visão de variabilidade dos fenômenos, expressa conforme a provável ou improvável correlação destes; promover atitudes construtivas dos indivíduos interagindo; fazer ajustamentos; desenvolver conhecimentos; adaptar modelos e métodos às circunstâncias; promover ambiente seguro e facilitando a reciprocidade entre pessoas.

Referências Bibliográficas

Carvalho EC. Enfermagem e comunicação: a interface. Tese (Livre Docência em Enfermagem). Ribeirão Preto: Universidade de São Paulo; 1989. ii, 52-54.

Daniel LF. Enfermagem: modelos e processos de trabalho. São Paulo: Editora Pedagógica e Universitária; 1987. 38-39.

Ciampone MHT. Tronchin DMR, Melleiro MM. Planejamento e processo decisório como instrumentos do trabalho gerencial. Kurcgant P [Coordenadora]. Gerenciamento em enfermagem. 3ª ed. Rio de Janeiro: Guanabara Koogan; 2016. 33-34.

Garcia TR, Nóbrega MML. Contribuição das teorias de enfermagem para a construção do conhecimento da área. Rev Bras Enferm. 2004 Mar-Abr; 57(2):228-232 [acesso 24 de Julho de 2016]. Disponível em:

www.scielo.br/pdf/reben/v57n2/a19v57n2.

Martins J. Teorização em enfermagem: que utilidade? Rev Nursing (Lisboa). 1990; 3(33): 47-48.

Meleis AI. Theoretical nursing: development and progress. Philadelphia: J. B. Lippincott; 1985.

Sgarbi A. Como construir uma hipótese de trabalho e apresentar bem a sua pesquisa. 2014; 3-4. [acesso 20 de Novembro de 2017]. Disponível em:

Pesquisatec.com/new-blog/2014/5/13/como-construir-uma-hipotese-de-trabalho-e--apresentar-bem-a-sua-pesquisa.

Silva M. Semelhanças e dessemelhanças entre a criação na ciência e na arte. Ciência e Cultura. 1971 Fev; 23(1):2-7.

Stevens BJ. Nursing theory. Boston: Little, Brown and Co.; 1979. x,xl,1,30.

Fontes Consultadas

Almeida PR. Falácias acadêmicas, 3: o mito do marco teórico. Revista Espaço Acadêmico. 2008 Out; 89. ISSN:1519.6186. [acesso 27 de Setembro de 2015]. Livre para fins não comerciais, desde que o autor e a fonte sejam citados e esta nota incluída. Disponível em: http://www.espacoacademico.com.br. copyleft 2001-2008.

Ballard K, Haagenson D, Christiansen L, Damgaard G, Halstead JA, Jason RR et al. Scope of nursing practice decision-making framework. Journal of Nursing Regulation. 2016 Oct; 7(3):19-21. [acesso 07 de Fevereiro de 2019]. Available from: https://ncsbn.org/2016JNR_Decision-Making-Framework.

Lima DWC, Silveira LC, Vieira AN, Cunha BMC, Almeida ANS, Guerreiro EM. Referenciais teóricos que norteiam a prática de enfermagem em saúde mental. Esc Anna Nery Rev Enferm. 2014 Abr-Jun; 18(2):336-342. [acesso 07 de Fevereiro de 2019]. Disponível em: www.scielo.br/pdf/ean/v18n2/1414-8145-ean-18-02-0336.

Mensik JS, Maust Martin D, Scott KA, Horton K. Development of a professional nursing framework: the journey toward nursing excellence. Journal of Nursing Administration. 2011 June; 41(6):259-264. [acesso 07 de Fevereiro de 2019. Available from: https//www.nursingcenter.com/jounalarticle? Article...

Merino MFGL, Silva PLAR, Carvalho MDB, Pelloso SM. Baldissera VDA, Higarashi IH. Teorias de enfermagem na formação e na prática profissional: percepção de pós- graduandos de enfermagem. Rev. Rene. 2018; 19:e3363. 1-8. [acesso 07 de Fevereiro de 2019]. Disponível em:

periodicos.ufc.br/rene/article/download/32803/pdf_1.

Capítulo **3**

Configurações do Marco Teórico: Sinergia Dinâmica de Processos

Perspectiva das Simbologias

O Marco Teórico: Sinergia Dinâmica de Processos é um modelo que contém ideias e ilustrações, cujas partes componentes descritivas e os desenhos de formas, representam referenciais simbólicos para facilitar a compreensão do conhecimento intelectual.

Simbolismos estão entre os fatores componentes de processos sensoriais e perceptivos, servindo como meios ao desenvolvimento mental afetivo e prático. Ocupam papel importante nos processos dinâmicos interiores da mente, para materialização externa e concreta de imagens figurativas, porque ideias ou conceitos mostrados, até certo ponto, poderem parecer relativamente abstratos. Simbolismo é uma palavra originária do grego e significa colocar junto; o símbolo como figura ou imagem ilustra, sinaliza ou esclarece conteúdos teóricos e práticos; é o entendimento a partir do objetivo.

O significado de simbolismo é essencial para facilitar a compreensão do pensamento a pensamento e como meio de comunicação, mesmo levando em conta que esteja sujeito a um código de valores e expectativas interferentes.

Os processos sistêmicos do Marco Teórico integralizam características simbólicas ou conjuntos de signos escritos, gráficos e formas geométricas, cuja articulação ocorre segundo regras, e induz visualmente à formação de **Sinergias Reflexivas** do pensamento, favorecendo a capacidade de entendimento dos significados expressos.

A configuração de **Sinergia Reflexiva** caracterizada pela Inter-relação Retroativa Dinâmica dos Processos Operacionais de Trabalho é um dos mecanismos simbólicos possíveis de serem identificados, a exemplo, nas ciências, pela nomenclatura de "Formalismo"; o qual confere particularidades expressivas à forma de apresentar e descrever conteúdos de conhecimentos, processos, sistemas, fenômenos, fórmulas ou qualquer contexto, de modo a uma pessoa versada em um ramo específico do saber, conseguir mais efetiva compreensibilidade daquilo que está sendo exposto e ilustrado.

Formalismos

Neste Marco Teórico o Formalismo adquire sentido figurativo de estrutura simbólica, em perspectiva representativa de sustentação, ou de "arcabouço" teórico de conhecimento; é categorizado como um esquema ou plano teórico das inferências contidas nos componentes constituintes do Marco. É a configuração contextual da forma, além do conteúdo, caracterizadora de modo genérico abrangente, que condensa a essência do Marco Teórico, pela denominação de Formalismo: Sinergia Reflexiva.

A apresentação deste é expositiva, descrevendo os princípios da dinâmica de Inter-Relação Retroativa Operacional de Trabalho contidos nos modelos, métodos, e nas peculiaridades dos procedimentos humanos; expondo as proporções coordenadas das partes componentes, as suas relações mútuas e os fundamentos das relações com o todo.

"Formalismos" tem conotação no sentido de historicidade; pois, eram conhecidos inicialmente, com referência só a certas áreas da cultura e da filosofia.

Com o decorrer do tempo os vocábulos contendo o sufixo "ismo" foram adquirindo significados pejorativos, como se fossem formalidades restritivas, com formato estrutural sem qualificação de mérito, sem valor útil, desfavoráveis ao senso comum ou intelectual.

Porém, conforme o entendimento científico foi estendido a ramos diferenciados do saber, os formalismos passaram a ter o **sentido representativo de sistematizadores**; adquirindo **fundamento ideológico e científico para expressar significados de força ou atividade ilustrativa abrangente;** quanto a moldar, direcionar, ordenar, organizar, circunscrever, e servir de aporte teórico, no âmbito dos processos de naturezas diversificadas. A conotação depreciativa mudou de negativa ao significado construtivo.

Mediante a ocorrência dos avanços científicos progressivos o conceito de formalismo passou por transformações; expandindo-se, e adquirindo conotação evolutiva ligada mais ao **significado** e **substância** de plano teórico, referindo-se à essência teórica representativa de um ou vários aspectos científicos em determinada área do saber. Assim, tornou-se aceito por estudiosos para atender aos múltiplos interesses destes; devido ao crescente espectro de conhecimentos inovadores a serem sistematizados nas ciências.

Enfoque de Disciplinas

MARQUES (2010) discorrendo sobre, "Do que tudo é feito? apresenta a seguinte reflexão: "A parte da filosofia que era voltada para o entendimento da natureza, a filosofia natural, deu lugar com o passar do tempo, às ciências naturais. O marco dessa transformação foi o trabalho criativo do genial Galileu, que incorporou ao uso do raciocínio, a experimentação e o formalismo matemático. Este último aspecto foi incorporado por Newton em seus estudos da teoria da gravitação universal; e por tantos outros que compreenderam que o entendimento de fenômenos naturais passa pela experimentação e que as leis físicas são mais bem formuladas quando fazem uso do formalismo matemático".

Desta feita, tanto na Física como em outras ciências, os formalismos tem sido adotados na tentativa de compreender os fenômenos observáveis, mensuráveis e passíveis de serem reproduzidos, através dos conteúdos ilustrativos destes, pela aplicação de métodos analíticos reflexivos.

Ao serem observadas e identificadas as transformações ocorridas em tudo, inclusive no âmbito científico, torna-se necessário analisar os desafios das novas propostas para criar formas estratégicas de operacionalização prática e adequadas aos requisitos dos sistemas processuais atuais complexos. Consideração aplicável igualmente, aos tipos de formalismos específicos, segundo as perspectivas da era contemporânea.

MEDEIROS e GOMES (2010) mostram um modelo de Formalismo Ferramental que ilustra a importância da adequação atualizada do sistema de trabalho segundo a modelagem de processos baseados em preceitos de Teoria científica. Este modelo é próprio à área de conhecimento especializado do contexto profissional dos autores, todavia, é útil como contribuição científica para ilustrar a aplicabilidade dessa ideia de formalismos conceptuais na atualidade, também para áreas teóricas e práticas de outras disciplinas.

A proposta de MEDEIROS E GOMES (2010) reforça a convicção da autora desta obra sobre o assunto; pela reavaliação e revisão anterior de aspectos do Formalismo apresentado no livro, Enfermagem: Modelos e Processos de Trabalho (1987), introduzidos no contexto de Sinergia Dinâmica de Processos.

O projeto de remodelação visa atribuir ao Formalismo um papel diferenciado, substancialmente acrescido de significados formais, funcionais, teóricos e práticos. O aporte global do Formalismo atualizado tornou-se parte essencial ao Marco Teórico: Sinergia Dinâmica de Processos, como "arcabouço" teórico de conhecimento original e caracterizador abrangente de sistematização; fundamento para alcançar objetivos operacionais.

As devidas remodelações e adequações ampliam as conotações de simbolismo aos conceitos constituintes. Os parâmetros teóricos têm seus enunciados redefinidos, bem como os princípios fundamentais e as técnicas de utilização para a prática.

Ao Formalismo está acrescido o conceito de Sinergia Reflexiva em virtude das propriedades de Inter-Relação Retroativa Dinâmica com toda a obra; pois, o todo é mais do que só a soma das partes. Desta feita, o Formalismo têm preceitos adicionais, passando a agregar atributos de aporte teórico em si mesmo, e de instrumento ferramental metodológico analítico reflexivo.

Continuando o enfoque da aplicação de formas simbólicas estratégicas adequadas aos sistemas processuais, convém acrescentar as explanações valiosas, criteriosas e contemporâneas sobre Teorias em Enfermagem, relatadas por STEVENS (1979); a qual deduz, que no caso, uma teoria completa em enfermagem contém **contexto, forma e processos.** E que tais elementos podem ser vitalizados como se fizessem parte de algo semelhante a um quadro tipo tapeçaria de parede, no qual foram aplicados desenhos.

De maneira que, o **contexto** seria como o **plano de fundo**, onde os elementos estão colocados. As fibras ou linhas adicionadas são vistas como que cruzadas, de modo a notar-se que as dispostas **verticalmente** podem ser equalizadas com a **forma**. Enquanto as linhas no sentido **horizontal** podem se equalizadas aos **processos**. Portanto, **as formas e os processos da teoria estão integrados num plano de fundo, considerado de contexto.**

O conceito de STEVENS (1979) indica que a **forma** é determinada pelas **categorias** permanentes, às quais podem ser adicionadas novas informações. No conjunto, **a teoria está fundamentada em princípios estruturais.**

Chega-se à conclusão, de que a **forma mostra a essência** de sustentação da teoria.

Sob este enfoque depreende-se de que é possível considerar variadas interpretações e aplicabilidades ao uso do conceito citado por outras disciplinas; inclusive fazer analogia ao plano teórico da Sinergia Reflexiva através, de configuração da **Essência Conceitual do Marco Teórico: Sinergia Dinâmica de Processos,** mostrada a seguir:

Essência Conceitual do Marco Teórico

*O MARCO TEÓRICO: SINERGIA DINÂMICA DE PROCESSOS É UMA PROPOSIÇÃO DE REFERÊNCIA TEÓRICA ORIGINAL DA ÁREA DO SABER DE ENFERMAGEM. FIGURANDO COMO **CONTEXTO** OU PLANO ESTRUTURAL DE CONHECIMENTOS INTEGRADOS POR UM CONJUNTO DE ELEMENTOS OU CATEGORIAS CONCEITUAIS PECULIARES. COM SUPORTE NA ESSÊNCIA HIPOTÉTICA DO MARCO TEÓRICO DENOMINADA DE SINERGIA REFLEXIVA; COMPONDO O PLANO TEÓRICO DO FORMALISMO, COMO A **FORMA** REPRESENTATIVA SIMBÓLICA DE UM "ARCABOUÇO" TEÓRICO SIGNIFICATIVO DE SUSTENTAÇÃO. CUJAS CARACTERÍSTICAS ESTÃO APOIADAS EM PRINCÍPIOS FUNDAMENTAIS, NA FUNÇÃO DE ACIONAR OS **PROCESSOS** SISTÊMICOS OPERACIONAIS DE TRABALHO; INCLUSOS OS ANALÍTICOS REFLEXIVOS, OS HUMANOS E DE CONDIÇÕES GERAIS. COM PROPRIEDADES DE INTER-RELAÇÃO RETROATIVA DINÂMICA NO ENFOQUE HOLÍSTICO, E EM ÂMBITO TEÓRICO/PRÁTICO E PRÁTICO/TEÓRICO. NO ENTENDIMENTO DE QUE: ESTE PLANO MESTRE GLOBAL É REGIDO A PRIORI, PELA LEI DA CAUSALIDADE, NA VISÃO DE VARIABILIDADE, EXPRESSA CONFORME A PROVÁVEL OU IMPROVÁVEL CORRELAÇÃO DE PRINCÍPIO, CAUSA, PRÁTICA, EFEITO. E NA CONCEPÇÃO **ÉTICA E IDEOLÓGICA** BASEADA EM PRINCÍPIOS CRIACIONÍSTAS DE ORIGEM DA NATUREZA HUMANA E DO UNIVERSO.*

O Formalismo: Sinergia Reflexiva

Assim como descrito nos primeiros capítulos, o Formalismo: Sinergia Reflexiva consiste em estrutura simbólica representativa de sustentação, ou de "arcabouço" teórico dos conceitos contidos nos componentes ou constituintes do Marco Teórico: Sinergia Dinâmica de Processos. Como já descrito, "Sinergia" tem a conotação análoga à interatividade de pessoas e de fenômenos, e o termo "Reflexiva", neste contexto, significa raciocínio analítico, interpretativo, metódico, criativo e de pessoas pensando juntas. Visto ainda, segundo os pressupostos descritos na Essência Conceitual do Marco Teórico.

Mediante tais afirmações sobre este Formalismo é possível comtemplar a ideia de posicioná-lo, sob o prisma das explanações dos parâmetros teóricos de STEVENS (1979).

O paralelo apoia-se na seguinte observação:

O Marco Teórico: Sinergia Dinâmica de Processos está inserido, simbolicamente, no perfil de **contexto**, como um plano de fundo onde os elementos estão colocados.

O Formalismo, como essência do Marco Teórico, integra as configurações caracterizadoras genéricas do plano teórico; contendo "as fibras cruzadas", do "tecido" da realidade, ou seja, as **categorias**, ou elementos constituintes fundamentados em princípios. Como forma simbólica mostra em sentido **vertical**, por exemplo, os conceitos dos submodelos do Modelo de Organização da Enfermagem. E ainda está presente na perspectiva das formas simbólicas de figuras geodésicas, mapas conceituais e outras.

O paralelo é feito também, com o Método Analítico Reflexivo, que integra as categorias do plano teórico em sentido **horizontal**, como um dos equalizadores simbólicos dos **processos;** nas múltiplas funções de Inter-Relação Retroativa Dinâmica dos Processos Operacionais de Trabalho, quer ligados aos modelos, métodos, pessoas interagindo, vida, condições gerais que permeiam tudo que existe no mundo.

Portanto, o contexto citado está conectado com o todo da obra, no Marco Teórico, pois o todo é mais do que só a soma das partes.

As formas e os processos integram o plano de fundo, considerado o contexto, onde as categorias ou elementos estão colocados; com **fundamentação em princípios**, e uma súmula destes está relacionada a seguir:

PRINCÍPIOS ELEMENTARES DO MARCO TEÓRICO: SINERGIA DINÂMICA DE PROCESSOS

Princípios Constituintes de Natureza Própria dos Sistemas	Princípios Constituintes do Modelo de Organização da Enfermagem	Princípios Indicadores de Inter-relação Retroativa Dinâmica
Princípios Indicadores do Método Analítico Reflexivo	Princípios Indicadores Ideológicos	Princípios Figurativos Geométricos do Domo Geodésico Análogo
Princípios Diagramadores Gráficos dos Mapas Conceituais	Princípios Indicadores da Visão Holística	Princípios Diretrizes de Processos Operacionais nos Ambientes de Trabalho
Princípios Diretrizes da Ferramenta de Base	Princípios Formadores de Relacionamento Interpessoal	Princípios Processadores do Formalismo: Sinergia Reflexiva

Referências Bibliográficas

Daniel LF. Enfermagem: modelos e processos de trabalho. São Paulo: Editora Pedagógica e Universitária; 1987. 19-72.

Marques GC. Do que tudo é feito? São Paulo: Editora da Universidade de São Paulo; 2010. 13-14.

Medeiros FPA, Gomes AS. Um formalismo com suporte ferramental para modelagem de processos CSCL segundo os preceitos da teoria da atividade. Recife: Centro de Informática. Universidade Federal de Pernambuco; 2010. [acesso 22 de Agosto de 2016]. 1-3. Disponível em:
www.br-ie.org/pub/index.php/sbie/article/download/1561/1326.

Stevens BJ. Nursing theory. Boston: Little, Brown and Co.; 1979. 69-71.

Fontes Consultadas

Barbosa VMS, Silva JVS. Utilização de enfermagem na sistematização da prática clínica do enfermeiro: revisão integrativa. Enferm Atenção Saúde [online]. 2018 Jan-Jul; 7(1):260- 271. [acesso 07 de Fevereiro de 2019]. Disponível em:
https://www.researchgate.net/.../326907770_UTILIZAÇÃO_DE_TEORIAS_DE_ENFER.

Mendes JMG. As práticas profissionais e os modelos de enfermagem. Rev Servir (Évora). 1997; 45(1):1-10. [acesso 31 de Janeiro de 2018]. Disponível em:
https://dspace.uevora.pt/rdpc/bitstream/.../1/Artigo%20Rev.%20Servir%201997.

Pícoli T, Nunes SFL, Tramontina PC, Oliveira RJT, Santos EKA, Amante LN. Refletindo sobre algumas teorias de enfermagem a partir do modelo de avaliação de Meleis. Cogitare Enferm. 2015 Abr-Jun; 20(2) 437-42. [acesso 07 de Fevereiro de 2019]. Disponível em:
https://www.redalyc.org/html/4836/483647679026/.

Schaurich D, Crossetti MGO. Produção do conhecimento sobre teorias de nfermagem: análise de periódicos da area, 1998-2007. Esc Anna Nery Rev Enferm. 2010 Jan-Mar; 14(1): 182-88. [último acesso 18 de março de 2019]. Disponível em:
www.scielo.br/scielo.php?pid=S1414-81450201000010027&script=sci...tlng.

Seima MD, Michel T, Méier MJ, Wall ML, Lenardt MH. A produção científica da enfermagem e a utilização da teoria de Madeleine Leininger: revisão Integrativa 1985-2011. Esc Anna Nery Rev Enferm. 2011 Out-Dez; 15(4):1-7. [acesso 25 de agosto de 2015]. Disponível em:
www.scielo.br/scielo.php?script=sci_arttext&pid=S1414-81452011000400027.

Capítulo 4

Categorias Constituintes do Marco Teórico: Sinergia Dinâmica de Processos

Reflexões sobre Mapas Conceituais

Os mapas conceituais deste trabalho consistem de ferramentas ou instrumentos ilustrados graficamente e compostos por uma conjuntura de "caixas", unidades, células ou compartimentos circunscritos, desenhados em formas hexagonais, no sentido de circularidade; tendo a aparência de estruturas esquemáticas, ordenadas, organizadas, em sequência relativamente hierárquica, contendo no seu interior uma seleção de palavras com significados cognitivos e práticos inerentes ao contexto de abordagem do Marco Teórico: Sinergia Dinâmica de Processos.

As ações para a construção destes mapas conceituais envolveram tarefas minuciosas, delongadas, e operacionalizadas progressivamente. Isto devido à necessidade da maturação das ideias de como condensar o conjunto da Obra; para obter o domínio das técnicas; a saber como aplicar os critérios que regem a filosofia deste trabalho, que tem a ver com praticidade, adaptabilidade, diversidade e simplificação; e para dispor o esquema de forma a representar simbolicamente as inter-relações retroativas multidimensionais dos Processos Operacionais de Trabalho em Sinergia Dinâmica.

As caixas estão ligadas por linhas pontilhadas, cuja função é a de conterem os significados de conexão dinâmica entre os conceitos, que representam conhecimentos fundamentais embutidos nos mesmos.

Os elementos ou partes dos Mapas Conceituais encontram-se dispostos de modo pictográfico para facilitar a foto leitura; e a visibilidade condensada dos conhecimentos de base, reproduzidos pelas palavras ou termos que imitam os conceitos inseridos nas caixas. Facilitando a busca, a consulta rápida, localização pertinente de categorias, compreensão inicial dos conhecimentos contidos nos modelos e textos originais, a identificação objetiva e concisa das informações, a agilização preliminar dos processos cognitivos antes da leitura e estudo das descrições minuciosas dos textos; favorecendo o aprendizado, a comunicação didática, os processos avaliativos, e como diretrizes à operacionalidade do trabalho.

Ainda, ativam os atos operacionais de execução dos procedimentos, ou seja, a aplicação dos conceitos de Modelos, às tarefas do Fazer, no âmbito teórico/prático e prático/teórico dos processos sistêmicos de trabalho; no enfoque de ajustamento às transformações contínuas que ocorrem como parte de tudo na vida. Mudanças nem sempre são experiências fáceis de serem feitas, contudo, os mapas conceituais assumem a função de diretrizes simplificadas racionais à realização do trabalho, e exercem o papel de facilitadores na obtenção de resultados favoráveis.

Os mapas conceituais, no geral, são descritos por aqueles que os elaboraram, pois conhecem as inter-relações dos conceitos. Cada mapa conceitual é único e relativo ao contexto em questão; sendo possível desenvolver mapas conceituais com características diferentes sobre um mesmo assunto. Como foi descrito, um mapa conceitual pode ser utilizado para múltiplas funções, por diferentes indivíduos, em contextos correlacionados.

Historicamente o sistema de mapas conceituais foi introduzido na década de 1960, e desde então o seu uso tornou-se generalizado em várias áreas do saber; existindo incontáveis modalidades de formas específicas de propostas esquemáticas. Cabe salientar que, **os conteúdos compactos inseridos nas "caixas" são mais significativos do que as formas em si.** Pois favorecem a expansão, realinhamento e a introdução de conceitos adicionais, segundo os requisitos ou objetivos dos trabalhos a que se destinam, aplicáveis a qualquer área do saber.

Categorias Constituintes

O Mapa Conceitual 1 ilustrativo do Marco Teórico: Sinergia Dinâmica de Processos deste capítulo, consiste em um tipo de diagrama, cujo desenho está fundamentado em princípios geométricos, que se assemelham à unidades do Domo Geodésico Análogo, encontrado na Figura 1 do capítulo 2, e descrito em próximos capítulos.

Nos hexágonos do Mapa Conceitual 1 estão inseridas simbolicamente as palavras representativas dos sistemas de Sinergia Reflexiva. Interligando os hexágonos há linhas segmentadas com setas nas extremidades, no sentido circular, que funcionam, além de para conectarem os hexágonos entre si, tem o papel de indicar a temática teórica conceitual das categorias constituintes. As linhas tem valor de interligação, de direção e sentido, e de temática cognitiva.

Ao centro do diagrama, acima, está a caixa-Marco Teórico; e abaixo, a caixa-Sinergia, significando que esta é o suporte teórico do Marco; dos quais saem linhas pontilhadas de ligação aos hexágonos. Tanto as linhas pontilhadas, quanto as segmentadas, tem o simbolismo de movimento, ou seja, dos processos de Inter-Relação Retroativa Dinâmica.

As categorias do Marco são comentadas a partir dos primeiros capítulos, nos subtemas deste capítulo, e na exposição dos próximos contextos.

O Mapa Conceitual 1 do Marco Teórico pode ser visualizado a seguir:

MAPA CONCEITUAL 1
CATEGORIAS CONSTITUINTES DO
MARCO TEÓRICO: SINERGIA DINÂMICA DE PROCESSOS
VISÃO TEÓRICA/PRÁTICA E PRÁTICA/TEÓRICA

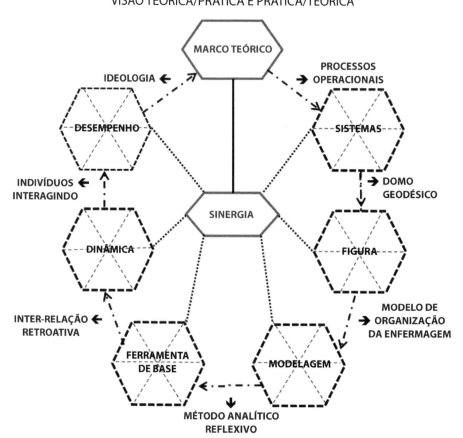

Utilização Seletiva

O uso de instrumentos gráficos e seus conteúdos no trabalho teórico e prático requer habilidade decisória no processo seletivo, sendo útil levar em conta a possibilidade de certas vantagens ou desvantagens.

Entre as desvantagens, vale considerar o emprego do uso, somente como critério para cumprir tarefas, rotinas ou dever, atendendo a exigências técnicas de origem burocrática.

Outra questão de desvantagem ocorre ao omitir a prática de pensar sem fazer uma análise reflexiva criativa, ou seja, usar os instrumentos gráficos conceituais só para estímulo visual e informativo; pois, o benefício educativo resultaria, quando ao processo de trabalho é incluído o valor reflexivo sinérgico e cognitivo aplicados à operacionalidade.

Quando o profissional desejaria utilizar o mapa conceitual, como ferramenta teórica, sem o preparo formativo sobre os conhecimentos que fundamentam os conteúdos de cada processo sistêmico, isto poderia se constituir em fator de dificuldade à execução do trabalho; o trabalho feito com o saber adequado gera satisfação pessoal e produtividade.

Paralelamente, as desvantagens poderiam ser entendidas como desafios construtivos, em vez de impedimentos restritivos. A análise reflexiva sobre as limitações ao uso de instrumentos gráficos em geral, estimula à importância de buscar formas vantajosas de novas tecnologias.

Quanto às vantagens que vêm sendo mencionadas anteriormente, é propício ressaltá-las neste contexto: facilitação da foto leitura, visibilidade condensada dos conhecimentos inerentes aos conceitos, consulta rápida objetiva dos conhecimentos até certo ponto abstratos, compreensão concisa das informações, **agilização preliminar dos processos cognitivos antes da leitura dos textos,** favorecimento do aprendizado, comunicação didática, praticidade na busca rápida para a operacionalidade e execução do trabalho.

A visibilidade condensada das categorias no desenho do Mapa é exposta assim: as inseridas nos hexágonos indicam os Sistemas de Sinergia Reflexiva Dinâmica, como sendo estruturas conceituais ordenadas e organizadas; são os componentes ou diretrizes dos modelos e sub-modelos. As categorias colocadas ao lado dos hexágonos indicam os Processos ou etapas sinérgicas; cujos mecanismos funcionais permitem a realização das tarefas operacionais teóricas e práticas, tendo a propriedade de levar a efeito os padrões sistemáticos em inter-relação retroativa. A apresentação pictográfica das figuras e símbolos visa facilitar a foto leitura do plano global de trabalho. Os significados das terminologias do Mapa são descritos nos textos dos capítulos da obra.

Ajustamento às Transformações

Os mapas conceituais adicionados a este trabalho foram programados com a ideia de estarem suscetíveis a ajustamentos, adequações e à elaborações criativas da cada usuário. Todas as propostas desta obra, incluindo as figuras, mapas conceituais e sugestões para operacionalização do trabalho, pressupõem flexibilidade e ajustamento à ocorrência de transformações. A riqueza do saber na enfermagem está em haver contribuições criativas e inovadoras.

Para tanto, cabe aplicar o senso crítico a qualquer contribuição pertencente à área do saber da enfermagem, **com questionamentos, e testagens devidamente documentados;** sejam estas aceitas ou refutadas, como todas as propostas à ciência, a observação histórica revela a notória tendência de ainda assim, continuarem disponíveis como fontes seletivas de conhecimento alternativo inédito, para guiar o trabalho individual e de equipes profissionais.

Propostas indefinidas do conhecimento já produzido, mesmo não tendo sido devidamente provadas ou confirmadas, ao serem divulgadas passaram a fazer parte de patrimônio, com valor de historicidade consultiva. É reconhecido o fato de que, através dos tempos, contribuições à ciência, rejeitadas na ocasião, ao serem mais profundamente estudadas e testadas, tornaram-se parte integrante de acervos científicos indispensáveis aos fundamentos teóricos e práticos de disciplinas curriculares. Constituindo-se, igualmente em benefício à humanidade.

As tendências atuais evidenciam o crescente interesse pela busca do saber, sendo cada vez mais desejáveis as iniciativas de criar novos modelos e métodos para atender as expectativas dos profissionais da enfermagem.

Há amplo espaço disponível a ser preenchido nessa área. O desafio parece ainda mais evidente, ao ser considerada a questão quanto à necessidade da criação de padrões teóricos nacionais, como estratégias alternativas razoáveis; adicionando o fato, possível de comprovação, ao ser feita consulta da bibliografia, e verificando a incidência predominante do uso de padrões teóricos internacionais.

Desta feita, é ressaltada a informação esclarecedora já mencionada, pertinente aos aspectos tecnológicos e teóricos da Obra, de que **o assunto de-**

senvolvido na mesma, reflete o entendimento da Autora no momento presente.

Isto pela razão, de que a ciência da Enfermagem possui um corpo de conhecimentos dinâmicos suscetíveis à provável ocorrência de mudanças e transformações; fenômenos influenciados pelas diversidades de ideias, dados de pesquisa, resultados da execução de projetos, e pelo surgimento de processos evolutivos naturais significativos à existência humana e de tudo no mundo.

A visão do momento presente revela uma gama de oportunidades disponíveis aos olhares e espíritos inquisitivos; provocando a iniciativa à criatividade para produzir propostas de trabalho teórico e prático segundo as demandas atuais da enfermagem.

Sequência Descritiva dos Próximos Textos

No momento em que se torna preciso saber quais são os princípios fundamentais de apoio a todas as etapas do Marco, então o foco recai primeiro, na racionalidade dos argumentos relativos à delineação dos princípios; como indicadores primordiais, ou seja, como forças que dirigem o pensamento para a compreensão básica do contexto geral do Marco Teórico. Para tanto, aplica-se o raciocínio analítico reflexivo na ordenação e operacionalização descritiva explanatória dos princípios fundamentais, aos quais seguem os comentários dos textos componentes do Mapa Conceitual 1 nos capítulos subseqüentes.

Fontes Consultadas

Faria W. Mapas conceituais: aplicação ao ensino, currículo e avaliação. São Paulo: Editora Pedagógica e Universitária; 1985. 1.

Figueiredo LAA. Mapas conceituais na perspectiva instrrumental da organização do conhecimento. Dissertação (Mestrado em Ciência da Informação). Niteroi: Universidade Federal Fluminense; 2016. [acesso 07 de Fevereiro de 2019]. 137. Disponível em: www.uff.br/ppgci/arquivos/2016/.../Dissertação%20Lucas%20Figueiredo.

Mapa Conceitual. Wikipédia, a Enciclopédia Livre. Disponível em: https://wikipedia.org/wiki/mapa_conceitual.

Rodrigues MR, Cervantes BMN. Mapeamento conceitual na organização e representação do conhecimento. Londrina: XLX Encontro Nacional de Pesquisa em Ciência da Informação-ENANCIB; 2018. [acesso 07 de Fevereiro de 2019]. 18. Disponível em: enancib.marilia.unesp.br/index.php/XIXENANCIB/xixenacib/paper/view/.../1421.

Serpeloni HB. Mapas conceituais como ferramenta na formação Inicial de professores. Seminário Internacional de Educação Superior; 2014.[acesso 22 de Setembro de 2016]. 8. Disponível em:
https://www.uniso.br/publicacoes/anais_eletronicos/2014_es...

Wink M. G2: Mapas conceituais. Disciplina Informática III 2012. [acessos 22 de 09 de 2016 e 08 de Janeiro de 2017]. 10. Disponível em:
pt.slideshare.net/micheligw/mapas-conceituais-14457360.

Capítulo **5**

Noções sobre a Visão Figurativa do Marco Teórico

Concepções Gerais

Os Marcos Teóricos das Ciências apresentam no corpo dos seus conteúdos, no geral, ilustrações gráficas, através de formas ou imagens simbólicas, que visam representar os conceitos contidos nas mesmas. O **Domo Geodésico Análogo** mostrado na Síntese Ilustrativa do Marco Teórico: Sinergia Dinâmica de Processos (Fig. 1) harmoniza-se com esta premissa. A inserção de tais figuras ilustrativas facilitam a observação mais objetiva e compreensível de conhecimentos, até certo ponto, supostamente abstratos.

A descrição de palavras ou termos que expressam ideias, informações, conceitos, teorias e explanações teóricas, podem ser de fácil absorção mental para os que as leem com a sapiência dos seus significados. Contudo, tanto para os doutos sobre determinados assuntos, como para os iniciantes, as descrições puramente teóricas representadas através de imagens têm a vantagem de agilizar a compreensibilidade destas. Até mesmo a transmissão didática do saber trona-se mais produtiva quando demonstrada por modelagens figurativas.

Ao se desenvolver um novo conhecimento, com o desejo de agregar ilustrações adequadas a este, é possível recorrer a um vasto acervo de formas gráficas existentes a serem selecionadas (conservando o devido respeito aos direitos autorais); ou, investir na originalidade, criando formas inovadoras obtidas de uma seleção de símbolos elementares.

Alguns desses recursos básicos podem estar na natureza, ou serem já os convencionais, que incluem: números, equações, formas geométricas, construções artísticas, desenhos, letras, palavras decorativas, figuras, linhas, estampas, sinais, símbolos diversos, objetos de formas diferentes, imagens de estilos característicos, maquetes, modelos de quase tudo que existe no mundo e no espaço, cores de nuances universais; contando ainda, com o ilimitado potencial da mente humana de gerar imagens extraordinárias adaptáveis às características de cada contexto.

Quando esses recursos gráficos são combinados entre si formando configurações afins aos conteúdos teóricos pode-se ter a impressão, frequentemente, para quem não as confeccionou, de ter sido este um trabalho simples e rápido, mas nem sempre isto é verdadeiro. Cada detalhe formulado depende de cálculos e o emprego de técnicas para a sua execução conjunta. Todo o processo requer a aplicação de habilidades ao desempenho virtual ou ao desenho livre; guiado pela reflexão, quanto às atribuições do fator de **representatividade** das formas gráficas análogas construídas; isto posto, sempre lembrando de que **o valor desta não é superior aos princípios os quais a fundamentam**.

Outro aspecto como citado, o da **representatividade**, nesse sentido entende-se que o conhecimento formal vale-se, igualmente de codificações e imagens, porém estas não são preponderantes em si mesmas; dependendo do discurso **dos conteúdos de modelos, métodos, técnicas e dos princípios originais de cada área específica do saber.**

Padrões de Referência: Sinergia Dinâmica

Após rever algumas destas considerações sobre a validade de referenciais gráficos usados em estudos científicos, convém mencionar as principais **Reflexões** feitas, antes e durante de ter sido realizada, propriamente dita, a busca, a seleção e a aplicação das regras e dos critérios figurativos adequados a esta linha de pensamento; a qual resultou na composição do Domo Geodésico Análogo visto na Síntese Ilustrativa do Marco Teórico (Fig. 1), e nos demais símbolos figurativos apresentados neste trabalho.

Algumas destas Reflexões foram sobre aspectos descritos a seguir:

1. A **análise** dos princípios técnicos fundamentais que regem os Processos Sistêmicos Conceituais na Dinâmica Interacionista Retroativa de Sinergia Reflexiva.

2. A **avaliação** das FUNÇÕES destes no Processo Mestre Global.
3. A **identificação** dos componentes técnicos dos Modelos e Métodos, previamente publicados no livro, Enfermagem: Modelos e Processos de Trabalho, DANIEL (1987); têm sido considerados como uma parte significativa do alicerce, na configuração do Marco Teórico,e sobremodo expandidos nesta Obra.
4. O **reconhecimento** do extenso acervo de recursos gráficos ilustrados ciberneticamente, na literatura e em gravuras de estruturas arquitetônicas; e ainda, visualmente observados em construções históricas ou modernas, com linhas simbolicamente geodésicas.
5. As **afirmações de profissionais** verificadas em estudos publicados, quanto ao interesse sobre modalidades teóricas e práticas de assuntos propostos em obras desta autora.
6. De **como** pessoas utilizam ilustrações figurativas na apresentação de seus estudos.
7. As possíveis **razões** para existirem marcantes lacunas, e a escassez na literatura contemporânea nacional de enfermagem sobre temas congêneres aos de **Processos Sistêmicos Gerais**; que abranjam diversificadas modalidades teóricas e práticas de trabalho, além das tradicionais propostas especificamente relacionadas ao Processo da Assistência de Enfermagem.
8. A propósito "das possíveis razões" mencionadas na reflexão anterior, observou-se a **tendência** na bibliografia nacional, quanto à ocorrência considerável de Trabalhos citados sobre a assistência de enfermagem, tanto teóricos como práticos, baseados preponderantemente em paradigmas de autores estrangeiros.
9. Ainda, a **seleção** de quais caracteres gráficos seriam próprios para representar os processos conceituais e os formalismos inerentes a este trabalho; os mesmos foram alvo de detalhada busca e avaliação em fontes cibernéticas e estudos científicos; um dos modelos geodésicos consultado foi o de WANDELT (1.970); bem como, foi feita uma reflexão sobre os recursos e o tempo necessários para produzir as figuras e os símbolos compatíveis aos respectivos conteúdos.
10. Outra reflexão prévia à seleção dos critérios figurativos encontrados no Marco Teórico, levou em conta: o **Estudo** adicional mais profundo, ampliado e qualificado sobre os princípios teóricos e práticos fundamentados nas Obras desta Autora; conhecimento este, que ao longo do tempo vêm sendo abordado e registrado em trabalhos originais de autores, documentados em catálogos bibliográficos, bibliotecas, e também declarados em depoimentos pessoais. A constatação destes

acontecimentos afere consequentemente um **Significado Histórico**, tanto ao acervo do conhecimento originalmente produzido, bem como à citação e utilização fundamentada no mesmo; que vai além, mostrando evidências da criação inovadora de modelos teóricos e práticos por autores de diversas áreas. As contribuições científicas proporcionam renovado incentivo para continuar pesquisando e desenvolvendo, como a propósito para este estudo, elementos figurativos que facilitem a compreensão de matéria teórica e prática.

11. O valor da **Historicidade** milenar do uso de figuras e construções arquitetônicas, contendo referenciais parecidos à forma da Terra, consiste em mais uma reflexão. Porque estas são notadas na imensa herança de exemplares gráficos rupestres e artísticos requintados vistos pela Terra; incluindo em literatura e em obras de engenharia exposta em quase todas as partes do mundo Chama a atenção o fato de que a maioria destas mostra sinais com características geométricas, nos desenhos e edificações, cuja ênfase está nas denominadas "Cúpulas Geodésicas" ou "Domos"; tais formas representam "monumentos" emblemáticos de povos e suas civilizações. Este enfoque reforçou a tendência de construir o **Domo Geodésico Análogo (DGA)**.

12. A visão mais ampla de mundo pareceu ser motivo razoável para construir DGA; não só como mais um elemento complementar a uma Teoria em potencial, mas igualmente como suposta diretriz objetiva e concreta para facilitar a compreensibilidade dos Processos Sistêmicos Conceituais e Dinâmica Interacionista; e possivelmente motivar a disposição de utilizar o conhecimento para guiar ações e atividades práticas de pessoas assistindo pessoas. No conjunto este Processo agrega naturalmente mais conteúdo à trajetória de **Historicidade Evolutiva** do saber útil.

13. Continuando, a atenção voltou-se aos **Termos** contidos no Modelo de Organização da Enfermagem; cuja qualificação neste Trabalho recebeu significados complementares, com a intenção de salientar a sua importância, como se fossem supostos **Pilares de Base**, caracterizados à semelhança de um modelo tipo **Estruturas de Sustentação**. Reforçando assim, o papel relevante destes nos Processos Sistêmicos Conceituais, e ora, como elementos indispensáveis e integrantes ao Marco Teórico. Essa iniciativa levou em conta os princípios contidos nas definições conceituais dos Termos do Mapa Conceitual 2, e nos comentários correlatos, os quais enfatizam um **Sistema de Valores** fundamentais que orientaram a composição de todos os textos. A natureza original desses valores representa uma estampa do estilo de pensar sobre a "Vida".

A singularidade desta linha de concepções teve efeito inclusive, sobre os critérios de escolha do Domo Geodésico Análogo (DGA), e das técnicas para a sua construção. Embora, a Figura seja representativa dos Processos Sistêmicos Conceituais em Dinâmica Interacionista, na sua substância ou essência, apesar disso, não é superior a estes, se for considerada somente pela forma. Contudo, a adição da Forma é elemento complementar necessário, pela assertividade dos conhecimentos científicos refletidos nos traços da modelagem e pelas vantagens descritas ao longo do Texto.

Ademais, a inclusão da Figura do DGA constituiu-se em parte integrante e indispensável aos requisitos intrínsecos do Marco Teórico. Logo, já que o alicerce deste é composto pelos princípios delineados nas definições conceituais dos Termos do Modelo de Organização da Enfermagem (MOE), vistos como Estruturas de Sustentação; portanto, consequentemente esta concepção sustenta os princípios da teoria refletida no DGA.

14. Outra reflexão girou em torno de certas virtudes essenciais atribuídas aos Processos Sistêmicos, ligadas aos conceitos de **Praticidade, Adaptabilidade, Plasticidade, Diversidade e de Simplificação**. No intuito de tornar o conteúdo da Obra suscetível à probabilidade de ajustes flexíveis, moldáveis, testáveis e/ou contestáveis. O desejo predominante foi o de infundir um caráter facilitador à operacionalização dos conhecimentos teóricos aplicados à prática, além de propiciar a descoberta de novos caminhos a serem percorridos.

    Tal linha de pensamento permeou e guiou os procedimentos usados para elaborar os desenhos do DGA e dos símbolos atrelados às figuras de expressão. No sentido de que a sua visibilidade pudesse ser suficientemente inteligível e compreensível, para permitir a perceptibilidade da correlação existente entre os conhecimentos teóricos e a interpretação do significado das Figuras.

    Esse ponto de vista busca estimular a criatividade dos que escrevem e divulgam ideias originais, fundadas em seus valores ideológicos pessoais. Supondo-se a possibilidade de surgirem inovações, talvez fundadas sobre as propostas contidas na Síntese do Marco Teórico, incluindo a Figura do DGA, ou sobre outras variadas propostas existentes. Da diversidade de opiniões surgem projetos que contribuem à evolução qualitativa da ciência em enfermagem.

15. O valor de **Anotar e Salvar** ideias produzidas durante os anos prévios à criação do DGA foi e é assunto para reflexão.

O processo tornou-se fonte geradora de um banco de ideias captadas progressivamente. Não importou quão despropositadas ou sábias, válidas ou inaplicáveis pudessem parecer, ainda assim, o registro cumulativo foi sendo preservado. Nenhuma ideia surgiu pronta; todas se originaram- de pensamentos, às vezes rudimentares, sem fazerem parte de um corpo estruturado de conceitos, apesar de estarem relacionadas ao Tema. Esse procedimento poderia ser visto até como questão óbvia; porém, a experiência vivida em docência e pesquisa mostrou que pessoas frequentemente tem dificuldade em começar a escrever sobre um tema, pois omitiram guardar suas ideias no **exato momento** em que surgiram; imaginando que pudessem ser insignificantes, irrelevantes, ou por não terem adquirido o hábito de escrever o que pensaram.

Do arquivo de "imaginações" preservadas podem surgir descobertas e respostas que facilitam atender às expectativas. A criação do DGA é um típico exemplo disto.

A motivação para guardar continuamente ideias correlatas a um assunto deve-se ao conceito de **Plasticidade** sugerido no padrão de referência n° 14 desta lista de reflexões. Pois, como nada no mundo está acabado e pronto é necessário persistir na visão de adaptabilidade continuada; arquivando ideias e documentando antigas e novas sugestões. O resultado é um processo com efeito de Plasticidade retroativo.

O papel instrumental de Anotar e Salvar ideias pode tornar-se a nascente de propostas essenciais à evolução científica da enfermagem.

16. As reflexões consideram que todos os processos sistêmicos são trabalhados pela **Intervenção de Pessoas.** Há muitos recursos tecnológicos a serem utilizados nessa linha de procedimento, mas só como complementos adicionais, sujeitos às decisões humanas criteriosas. Para tanto, o cultivo das habilidades dos profissionais de enfermagem para selecionarem modelos, métodos e técnicas adequados a serem utilizados na prática, pode tornar-se mais efetivo pela participação mútua e proativa entre estes.

Na enfermagem moderna é comum enfermeiros realizarem ações em equipe multidisciplinar, requerendo um preparo adicional mais especializado na área de relações humanas, além daquele necessário em ações levadas a efeito entre seus pares; pois, como os profissionais tem formação em áreas diversificadas, assim sendo a comunicação verbal e extra verbal requer especificidade e atitudes interativas adequadas, com o objetivo de facilitar a compreensão quanto aos assuntos próprios da enfermagem.

Seja qual for o contexto de trabalho, a troca e compartilhamento de ideias, no geral, fica favorecido quando as atitudes **de relacionamento interpessoal** demonstram empatia, compreensibilidade, respeito, disposição para colaborar, ajudar e a fazer ajustamentos. Essa conjuntura promove um clima de comunicação e colaboração participativa, entre profissionais, bem como torna-se extensivo às pessoas alvo do atendimento e assistência.

O entendimento da **dinâmica interacionista** contida neste Marco Teórico aplica-se tanto no contexto do saber metodológico teórico como no sentido interpessoal, preservados os significados fundamentais dos princípios de processos sistêmicos conceituais e os de psicodinâmica.

17. A maior parte do que foi selecionado na busca de informações e princípios para o estudo preparatório de construção do DGA adveio da World Wide Web. O extenso repertório de conhecimento científico e técnico sobre a ciência da Geodesia, contém inclusive, centenas de gravuras de construções arquitetônicas inspiradas no modelo geoide, ou seja, o modelo da terra, e amplas orientações para projetar desenhos, acervo que contribuiu de forma essencial e qualificada à seleção das regras necessárias à composição da Figura do DGA.

Segundo MARQUES (2000) a Internet é um dos mecanismos que permite uma gama de transações em vários ramos de atividade, seja em âmbito comercial ou financeiro, de comunicação de notícias, na transmissão ou intercâmbio de conhecimento e na difusão da ciência. Cita que para a enfermagem em nosso país, a Internet pode ser considerada como uma ferramenta capaz de oferecer um canal a mais para contribuir ao desenvolvimento da profissão, a exemplo do que ocorre em outros países.

Graças à tecnologia da informação moderna da web foi possível obter o conhecimento fundamental, apresentado de modo prático, com diretrizes facilitadoras para a seleção dos princípios básicos e para a execução da Figura do DGA, embora tenham sido feitas adaptações simbólicas e simplificadas sobre parâmetros geométricos e artísticos no computador implicou em empregar acentuada atenção aos mínimos detalhes, considerável número de horas de trabalho, utilização de regras repetitivas para levar a efeito a aplicação dos significados conceituais, aos traçados simbólicos correspondentes. Os recursos operacionais do computador favoreceram conduzir a minuciosa tarefa do **Processo de construção do DGA**, como um dos componentes originais do **Marco Teórico**; no papel de **representatividade** dos conhecimentos inte-

grantes do mesmo; assim como acontece, no geral nas ciências que se utilizam de ilustrações gráficas simbólicas.
18. Uma das Reflexões funcionais intrínsecas ligadas ao valor da Figura do DGA é a da **Visão de Inter-relação Retroativa Teórica/Prática e Prática/Teórica** atribuída ao Processo conceitual do Modelo e do Método que fundamentam o Marco Teórico.

Os traçados gráficos da Figura representam significados específicos de interatividade e conectividade no sentido de retroatividade, pois a Teoria influencia a Prática e a Prática em retorno tem efeito sobre a Teoria. Toda ação dos profissionais de enfermagem é regida, em princípio, por essa concepção, a qual é abordada na sequência de ideias e propostas deste trabalho.

Referências Bibliográficas

Daniel LF. Enfermagem: modelos e processos de trabalho. São Paulo: Editora Pedagógica e Universitária; 1987. 19-72.

Marques IR. Enfermagem na Web: O processo de criação e validação de um Web Site sobre doença arterial coronariana. Dissertação (Mestre em Enfermagem). São Paulo: Universidade Federal de São Paulo. Escola Paulista de Medicina; 2000. 1-5.

Wandelt MA. Guide for the beginning researcher. New York: Appleton-Century-Crofts; 1970. 25-62.

Fontes Consultadas

Campos MLA. Modelização de domínios de conhecimento: uma investigação de princípios fundamentais. Rev Ci Inf. 2004 Jan-Abril; 33(1):22-32. [acesso 07 de Fevereiro de 2019]. Disponível em:
revista.ibct.br/ciinf/article/view/1064/1151.

Dias MP. A contribuição da visualização da informação para a ciência da informação. Dissertação (Mestrado em Ciência da Informação). Campinas: Pontifícia Universidade Católica; 2007. [acesso 07 de Fevereiro de 2019]. 110. Disponível em:
www.bibliotecadigital.puc-campinas.edu.br/tde.../2/.../Mateus%20Pereira%20Dias.

Medina SSS, Liblik AMP, Arsie KC. A expressão gráfica na educação. X Congresso Nacional de Educação – EDUCERE. Curitiba: Pontifícia Universidade Católica, 2011. [acesso 07 de fevereiro de 2019]. 1-11 Disponível em:
educere.bruc.com.br/CD2011/pdf/6056_3730.

Nascimento AL, Bruno AFC, Alonso ES. Expressão gráfica e seus significados além dos traços. Graphica 2017: XII International Conference on Graphics Enginneering for Arts and Design. 2017. [acesso 07 de Fevereiro de 2019]. 1-12. Disponível em:
https://even3storage.blob.core.windows.net/anais/49674.

Capítulo **6**

O Domo Geodésico Análogo

Critérios de Elaboração

Em continuidade ao Processo Reflexivo sobre os Padrões de Referência apresentados no tema: Noções sobre a Visão Figurativa do Marco Teórico do Capítulo 5 surgiram perspectivas mais específicas quanto a conceber ilustrações gráficas para compor as figuras simbólicas. A atenção desta próxima etapa foi direcionada a idealizar, projetar e formatar o Domo Geodésico Análogo (DGA) e os símbolos usados nos conteúdos do Marco Teórico, segundo as propriedades de operacionalização destes.

Aos textos descritivos sobre as bases técnicas e científicas do "arcabouço" teórico e dos componentes constituintes de Sinergia Reflexiva soma-se uma relação de critérios chave para a elucidação de como foram construídas as figuras inseridas nos sistemas dos processos de trabalho teórico e prático.

Contudo, antes de ter avançado no "terreno" de princípios, normas, e técnicas foi necessário propor questões que induzissem a pensar de modo sinérgico analítico reflexivo, para buscar certo entendimento quanto, primeiro, qual a utilidade de apresentar o conhecimento de forma figurativa, e segundo, qual a utilidade prática dessa estratégia operacional.

A inserção de imagens ilustrativas facilita a observação mais objetiva e compreensível de conhecimentos supostamente abstratos a princípio, e tem efeito didático; provocando o exercício da atenção através de estímulos visuais, e de processo do raciocínio reflexivo analógico para facilitar a criatividade; em âmbito teórico, e da operacionalidade prática.

As modalidades do pensar de modo **sinérgico analítico reflexivo** encontram-se descritas em textos da obra, por fazerem parte de condições indispensáveis à compreensão e aplicação dos processos sistêmicos operacionais de trabalho no enfoque de Inter-Relação Retroativa Dinâmica.

Normas de Elaboração

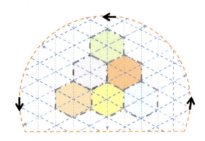

- Seleção de detalhes técnicos que aferem às figuras a aparência simulada de ações "sinérgicas", ou seja, de **simultaneidade, mutualidade, e interatividade**, e com efeito simbólico de **Movimento** dinâmico.
- Elaboração dos desenhos do DGA e de outras Figuras com características ilustrativas relacionadas ao conceito de **Representatividade**.
- Fundamentação nos **Princípios** que as regem.
- Construção das **Formas** e seus traçados.
- Atribuições quanto às **Funções** operacionais de representatividade.
- Aferição do significado de **Plasticidade, Adaptabilidade,** ou seja, a viabilidade de estarem sujeitas às adequações e transformações, pois tudo é mutante no mundo e nada está parado. Já, que este critério harmoniza-se paralelamente, ao pensamento de ajuste flexível contínuo dos Processos Sistêmicos Conceituais em dinâmica de interatividade retroativa e interdependência.
- Integração dos aspectos essenciais na produção do DGA que são: o fator de representatividade específica, quanto ao Modelo de Organização da Enfermagem (MOE); e este, em **Conectividade** com o Método Analítico Reflexivo, na perspectiva do instrumento ou Ferramenta de Base (FB); e o fator de **Projeção Virtual de Conceitos,** através dos princípios e técnicas, na formatação das demais Figuras.
- Aplicação de sinais gráficos com características de **Funcionalidade** prática e teórica às Figuras; visando facilitar a aplicabilidade dos conceitos que as regem no planejamento da assistência de enfermagem, bem como para projetar outros processos de trabalho.
- Adequação dos conceitos e princípios da ciência da **Geodesia**, simbolicamente, à composição do DGA, utilizando técnicas **Geométricas** para a elaboração dos elementos contidos no mesmo.
- Integração dos significados de **Padrões de Referência** à elaboração do DGA.

◆ Utilização de recursos do **Computador e da Internet** para o desenho do DGA e outros símbolos.

Conceitos sobre Geodesia

Após rever os comentários sobre o mérito do uso de referenciais gráficos figurativos para ilustrar os conhecimentos teóricos nas ciências em geral, e a abordagem de Reflexões essenciais de base na elaboração de figuras específicas para este Trabalho, bem como a listagem de Normas de Elaboração das mesmas, chega-se à próxima etapa. Na sequência são descritos certos conceitos das **Formas e Funções** do DGA. A inspiração levou em conta algumas das características supostamente semelhantes ao **Geoide**, conhecido idealmente como o modelo físico da Terra, um símbolo de parte do Universo. Porém, como a terra não é completamente esférica, pois tem os polos achatados e ondulações e irregularidades, buscou-se conhecimento adicional no âmbito da ciência da **Geodesia**; qual estuda o formato, o tamanho e medidas da Terra, a posição dos sinais de pontuação da superfície e o delineamento gravitacional. Esta informação foi útil para esclarecimento geral; pois, é evidente que a **Figura do DGA representa somente simbolismos da Geodesia**.

Pela similitude dos princípios da geodesia com a concepção adaptativa dos processos sistêmicos, a atenção voltou-se às práticas milenares de desenhar e construir cúpulas convexas, e por essa razão, foi selecionado o modelo chamado de domo, figura inspirada na natureza.

A palavra domo é originada do latim "domus" (lar), e passou a ter historicamente um sentido de grande projeção por causa da variedade existente no mundo de construções famosas exibindo configurações de abóbodas hemisféricas; pois, foram produzidas com os mais elaborados requintes arquitetônicos artísticos, constituindo-se em marcos culturais, religiosos, políticos, públicos, arqueológicos, esportivos, sociais, astronômicos e mais.

Segundo a literatura consultada quem popularizou amplamente a construção de cúpulas geodésicas ou domos geodésicos foi FULLER (viveu de 1895-1983), arquiteto, escritor, cientista, designer, inventor, pesquisador, criador de neologismos linguísticos, **teorista de sistemas**, tendo documentado extensivamente suas Obras.

As contribuições de FULLER (1979), incluindo o seu interesse e prática como **teorista de sistemas** e a excelência na idealização de estruturas arquitetônicas chamadas de domos geodésicos, serviram de motivação para idealizar, modelar e inserir a Figura do DGA, com características alegóricas, no Marco Teórico.

Adicionalmente, chamou a atenção o estudo de WANDELT (1970), sobre a orientação de pesquisadores iniciantes em enfermagem; utilizando o conceito do Domo geodésico para facilitar quanto a definição de problemas. Segundo WANDELT, como a definição do problema nunca está plenamente completa, do mesmo modo, o domo geodésico é uma porção, somente uma parte de uma esfera, que apesar de não ser um esferoide pleno possui muitas unidades estruturais; este paralelo dá margem para compreender melhor a relação do domo com a circunscrição total do problema, embora a definição deste não esteja completa.

A revisão destas experiências sobre o assunto reforçou a decisão de adicionar a Figura principal ao Marco Teórico, com características peculiares e originais ao Tema.

O termo **Geodésico** atribuído ao Domo justifica-se pelos **simbolismos relacionados à Geodesia; visando uma semelhança mimética dos processos sistêmicos conceituais dinâmicos interdependentes, ao sentido imaginário de "motricidade" e "movimento"** dos traçados da Figura. A simulação técnica dos princípios ou "forças" que regem os processos procura respeitar os **fatores de representatividade** delineados no desenho da Figura.

A denominação de **Análogo** ao Domo Geodésico segue a mesma conceituação aqui comentada; com a intenção de imprimir uma ideia de analogia, ou seja, de relação, semelhança e ligação entre os princípios que governam os fenômenos descritos no conjunto do Processo Mestre Global.

Nas Reflexões sobre Padrões de Referência há menção do valor histórico do acervo mundial de construções arquitetônicas em estilo geodésico. Por vezes, feitas usando um sistema de implantação de polígonos hexagonais triangulares nas armações estruturais geodésicas. O significado de obras famosas com tais características marcou sobremodo tanto, a engenharia antiga e moderna, como as variadas culturas sociais. Com o passar do tempo, a influência notória desses legados de matéria física estendeu-se para as fronteiras do conhecimento científico e tecnológico.

A evidência do influxo desses fatos, no campo do saber, motivou estudiosos a incorporarem princípios da Geodesia em ilustrações geométricas nos seus Trabalhos científicos. Lembrando as contribuições de DESCARTES, no século XVII, no campo filosófico, como no da geometria; criou um método novo para dirigir o raciocínio, apresentado em uma das suas obras famosas, "Discurso sobre o Método" (1968). Definiu conceitos sobre o ponto, a reta, o plano e a circunferência. Reconhecidos os resultados dessas iniciativas passou a ser mais frequente a prática de usar tais procedimentos como modelos de trabalho; a ideia é a de facilitar a compreensão do conhecimento, até certo ponto abstrato, com figuras.

Princípios e Técnicas de Elaboração

O fato de o DGA ter sido inspirado em algumas características do Geoide, idealmente conhecido como o modelo físico da terra, logo, um recurso da natureza atraiu a atenção. Ao ponto de terem sido adicionadas, **ao simbolismo da Figura principal do Marco Teórico, particularidades analógicas ao "favo" da colmeia feito por abelhas.** Os alvéolos do favo se assemelham a prismas hexagonais, que em geometria são polígonos de seis lados, e se regulares podem ser decompostos em seis triângulos equiláteros, e por terem lados iguais se encaixam perfeitamente, estando interligados. A natureza ensina.

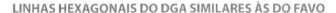

LINHAS HEXAGONAIS DO DGA SIMILARES ÀS DO FAVO

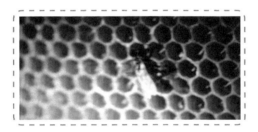

Além das formações simbólicas hexagonais similares ao favo da colmeia, o "**Domo**", do DGA tem o formato de abóboda geodésica, uma porção fracionada de esfera geodésica, também chamada de cúpula convexa, e por ter a base calculada paralelamente a um menor diâmetro elíptico é considerada cúpula alta.

Em Geodesia, um elipsóide de referência é uma superfície matematicamente definida que se aproxima do geóide, a verdadeira figura da Terra. Na geometria elíptica são usados geralmente vários parâmetros com funções Trigonométricas, ou seja, funções circulares, e a resolução dos triângulos por meio de cálculos. A Trigonometria Esférica é análoga à Trigonometria Plana, aplicada a triângulos esféricos – princípios essenciais no ato de formação do DGA, **preservadas as simulações adaptativas realizadas**.

A Figura do DGA não representa obra arquitetônica material, e sim, **Figura Ilustrativa de Esfera, Convexa, Fracionada, Geodésica e Plana**; portanto é resultado de desenho simbólico no espaço interior circular do domo em forma de seis **hexágonos**, projetando imaginativamente a ideia de Geodesia, contudo, sem seguir regras matemáticas rigorosas por se tratar de projeção representativa.

Através dos ângulos e centros desses polígonos de seis lados foram traçadas linhas segmentadas oblíquas e verticais: mesmo não sendo absolutas em todos os sentidos representativos das funções conceituais, ainda assim, essas linhas coplanares, apesar de paralelas umas às outras, mimetizam a impressão de serem correlatas e interdependentes, fluindo em sequência rotativa e retroativa. O desenho dessa rede de linhas segmentadas forma **triângulos análogos** aos conceitos sistêmicos funcionais.

Os triângulos formados dentro dos hexágonos pelo traçado de linhas descontinuadas, mesmo encontrando-se justapostos e sobrepostos, todas as laterais dos triângulos aparecem interconectadas, como que integrados mutuamente através dos lados segmentados e pontilhados, espaçados entre si, dos hexágonos contidos no DGA. Este efeito representa simbolicamente uma função de sinergia correlata à **dinâmica interacionista retroativa**, dos processos sistêmicos conceituais, inclusive à dinâmica humana e de raciocínio analítico reflexivo, como ações simultâneas interdependentes, com efeito de circularidade.

Na abordagem sobre sinergia, segundo MARIOTTI (2008), "A multiplicação de sinergias forma uma imensa rede de conexões, que se expande até englobar o Universo. E este na expressão de FULLER, é a sinergia das sinergias".

A uma das extremidades de certas linhas foram adicionadas **setas,** só para servir de **exemplos** ilustrativos ao conjunto das demais linhas; atribuindo a estas conotação subjetiva e imaginária de **deslocamento** circular ou elíptico retroativo, embora seja notório que a figura é plana e não pretendeu atingir rigor absoluto matemático geodésico; as linhas com setas tem o significado de direção infinita, porém neste contexto foi feita uma adaptação simbólica no sentido esférico.

E sobre a linha segmentada que dá forma à **Figura do Domo** aplicaram-se também **setas,** com as mesmas funções atribuídas a aquelas que compõem as linhas dos triângulos.

Os traçados das linhas segmentadas representam funções de **Trigonometria Esférica** análoga à **Trigonometria Plana**; e as setas tem a função simbólica de mimetizar ou passar a impressão de "**movimento, motricidade, dinamismo, interatividade, plasticidade**" à Figura do DGA, considerando a utilidade teórica e prática retroativa de todo este Processo, qualificado como um **Modelo de Trabalho.**

Para ilustrar as diversidades existentes em qualquer sistema foram aplicadas cores aos hexágonos. A variedade de cores e tons pode produzir sensações que estimulam a capacidade perceptiva, para facilitar a compreensibilidade dos significados.

A esfera é uma construção completa, contudo, sendo que os Processos Sistêmicos Conceituais são dinâmicos e renováveis, de igual modo o DGA foi concebido como uma Estrutura Esferoide Fracionada "expansível", de forma a parecer que a "atividade" dos Processos **emergem dos limites** da Estrutura; para mostrar a probabilidade de existirem inúmeras variáveis diversificáveis e alternativas dos seus conteúdos, semelhantes à **processos em expansão**. Assim, todas a s linhas do DGA se "alongam" ilusoriamente em sentido retroativo para além do círculo de formato reduzido.

Assumindo que os Processos não estão completos e acabados, mas em sucessivos desdobramentos, através do exercício de **atividades teóricas e práticas retroativas,** sobre tal premissa é que foram utilizados artifícios artísticos pelo desenho de linhas, setas, formas geométricas, preenchimentos coloridos, palavras e símbolos gráficos originais apresentados na Síntese Ilustrativa do Marco Teórico. Estratégias empregadas que imprimem a percepção de "movimento" e de "força estrutural" reconstrutiva.

As **Formas e Funções** ilustradas como citado, facilitam a compreensão do conhecimento científico expresso nos textos da Obra.

Referências Bibliográficas

Descartes R. Discurso sobre o método. São Paulo: Editora Hemus, 1968. 100.

Fuller RB. Synergetics: explorations in the geometry of thinking. Washington D. C.: In collaboration with E. J. Applewhite; 1979. First Published by Macmillan Publishing Co., 1975, 1979. [acesso 27 de Janeiro de 2016]. 1839. Available from:
https://fullerfuture.files.wordpress.com/2013/01/buckminsterfuller-synergetics.

Mariotti H. Sinergia, criatividade, complexidade. Publicação original, Thot (São Paulo). 1996; 63:21-28. [ampliado e atualizado 2008; acesso 15 de junho de 2016]. Disponível em:
pavoniking.hospedagemdesites.ws/imagens/trabalhosfoto/442008_sinergia.

Wandelt M. Guide for the beginning researcher. New York: Appleton-Century-Crofts 1970; 25-62.

Fontes Consultadas

Carvalho GA, Moura ACM. Aplicações das teorias Gestalt e Semiologia Gráfica como sistemas de leitura visual de apoio à Cartografia temática. Recife: II Simpósio de Ciências

Geodésicas e Tecnologias da Geoinformação; 2008. [acesso 13 de junho de 2016]. 1-10. Disponível em: https://www.ufpe.br/cgtg/SIMGEOII_CD/Organizado/cart_sig/071.

Diniz JAV. Estruturas Geodésicas: estudos retrospectivos e proposta para um espaço de educação ambiental. Dissertação (Mestre em Engenharia Civil). Ouro Preto: Universidade Federal de Ouro Preto; 2006. [acesso 27 de Março de 2019]. 32-40. Disponível em: www.repositorio.ufop.br/bitstream/...DISSERTAÇÃO_EstruturaGeodésicasEstudos.P...

Freire A. Geometria linhas [online]. 2010. [acesso 22 de maio de 2016]. 1-16. Disponível em: pt.slideshare.net/anafreire/geometria-linhas.

Silva CS. Apostila de desenho geométrico e Industrial – Apostila – EBAH. 2009. [acesso 23 de Maio de 2016]. Disponível em: www.ebah.com.br/content/ABAAABpqYAE/apostila-desenho-geometrico-industrial.

Wikipédia. Figura da terra. [online]. Esta página foi editada pela última vez às 00h41min de 23 de Agosto de2018. [acesso 12 de Junho de 2016 e 24 de Março de 2019]. Disponível em: https://pt.wikipedia.org/wiki/Figura_da_Terra.

Wikipédia. Linguagem visual. [online]. Esta página foi edita pela última vez às 23h01min de14 de Março de 2019. [acesso 13 de junho de 2016 e 24 de Março de 2019]. Disponível em: https://wikipedia.org/wiki/LInguagem_Visual.

Capítulo **7**

Processos: Sinergia Reflexiva na Prática

Evolução Histórica

Um dos temas que continuam a ser relevantes na área da enfermagem refere-se a processos de trabalho, devido ao valor do significado humano envolvido nesse contexto.

Mesmo tendo ocorrido progresso teórico e prático sobre o assunto nas últimas décadas, ainda hoje, a atenção se volta a considerar certas questões essenciais, tais como: a expansão de definições da própria terminologia de "**processos**"; e por esta razão, as diversidades de conceituações necessitam de suporte em modelos dinâmicos providos de mais ampla abrangência tecnológica, **que facilitem as ações humanas interativas; e que orientem à atitudes mais focadas e comprometidas aos bens comuns em relação à vida**.

Estas questões e outras mais compõem o rol das perspectivas dos conteúdos integrantes do Marco Teórico: Sinergia Dinâmica de **Processos.** Assim sendo, tornou-se imprescindível incluir neste capítulo uma descrição de comentários, conceituações, ações teóricas e práticas, e os relatos bibliográficos com pareceres de autores, para consubstanciar, mesmo de modo resumido, a influência das valiosas contribuições de profissionais para a evolução histórica do conhecimento sobre **processos** de trabalho.

Sinergia Reflexiva, já mencionada em parte nos capítulos anteriores, relacionada a **processos** de trabalho, nesta obra adquire significado mais amplo do que a tradicional conotação ligada à sistematização do planejamento da assistência de enfermagem. A atenção volta-se para conceitos e atividades teóricas e práticas conectadas a outras áreas de enfermagem, a exemplo das propostas de autores. O cenário sinaliza a esta autora, de que a proposta de **estabelecer relações nos moldes de Sinergia Reflexiva é válida**.

Na sequência é apresentada uma seleção de referências a estudos, compondo diversas modalidades de experiências que se referem a **processos** de trabalho; mostrando diferentes conotações e interpretações teóricas e práticas, que para ser possível ilustrar o mérito da importância dos trabalhos seria útil estudá-los na sua plenitude. A amostra de relatos dos autores, a seguir, apresenta uma realidade da historicidade evolutiva sobre o assunto; aferindo validade à demonstração da resiliência na busca do saber.

Referências a Estudos

YURA e WALSH (1978) referindo-se ao "Desenvolvimento Histórico do **Processo** da Enfermagem" apresentam uma atualização de informações sobre o processo da enfermagem publicado por estas em (1967); salientando não ser possível precisar o período exato do progresso de desenvolvimento quanto ao progresso da enfermagem. Mencionam o período que se seguiu à II Guerra Mundial (1945-1959) e foi de maior impacto sobre o progresso da enfermagem, quando ocorreram mudanças rápidas no histórico da enfermagem principalmente nos Estados Unidos da América do Norte.

Em "Estudo Retrospectivo da Implementação do **Processo** de Enfermagem em uma Área de Saúde", HUITZI-ELIGEGOR et al (2013), citam que o **processo** de enfermagem consiste em um método de trabalho utilizado por profissionais de enfermagem na provisão de cuidado, ALFARO- LEFEVRE (2002). Sua criação ocorreu entre as décadas de 1950-1960 nos Estados Unidos da América do Norte e no Canadá. Foi durante esse período que a ideia de que as atividades em enfermagem não constituíam ações isoladas, sendo, pelo contrário, parte integrante de um **processo**, e começaram a ganhar relevância, CUESTA (1983).

Para LITTLE e CARNEVALI (1969), **processos** tem a ver com o planejamento do cuidado ao paciente; descrevem o interesse e entusiasmo pelo plano escrito de enfermagem na suas práticas pessoais, já no período que antecedeu a publicação do livro.

Na tentativa de conceituar o termo **processo**, MORGAN e MORENO (1973), comentam sobre palavras usadas para expressar conceitos, construtos teóricos e para esclarecer a comunicação rapidamente que podem ser como "jargões", confundindo o significado e propósito das mesmas. Dentre estas há a palavra **processo**, a que definiram como uma série de passos organizados, consistentes e inter-relacionados de um nível de desenvolvimento ou organização a outro, mas usada, muitas vezes indiscriminadamente, sem se conhecer a razão de sua aplicabilidade. Salientam que esta palavra é de difícil interpretação, devido a variedade de empregos que lhe são atribuídos.

Além da dificuldade ligada à semântica da palavra **processo**, há ainda uma infinidade de formas operacionais. Na literatura encontra-se o termo ora usado para indicar um sistema mais complexo de trabalho, ora como o conjunto de tarefas e ações de uma determinada atividade.

O termo **processos** é aplicado em numerosas condições questionáveis por falta de conceituações operacionais adequadas em planos de trabalho. Existe considerável número de estudos que utilizam a palavra sem estarem apoiados em modelos que tenham uma abrangência, além daquela relativa à assistência e cuidado de pacientes. Falta recorrer a modelos específicos, porém maleáveis e criativos.

Há décadas, tentativas esparsas já vêm sendo feitas para sanar estas lacunas, a exemplo do Modelo de VROOM e YETTON (1973), e o de MELEIS (1985) que introduziram processos operacionais de trabalho científico. Sendo que o Modelo de VROOM e YETTON apresenta um método analítico para facilitar a tomada de decisões administrativas.

Esse Método foi experimentado por TAYLOR (1978) em quatro situações administrativas que precisavam de análise, empregando as questões diagnósticas do método e as regras de decisão.

O uso desse modelo de decisão tem várias características de **processo** de trabalho para facilitar a tomada de decisões e melhorar a qualidade das mesmas. Segundo TAYLOR, o Modelo de VOOM e YETTTON mostrou-se como um instrumento apropriado, pelo qual, enfermeiros responsáveis pela gerência da assistência podem examinar as suas decisões e melhorar o seu comportamento decisório, sendo útil ainda para o ensino de estudantes e enfermeiros.

Todavia, TAYLOR refere como fator dificultante ao se proceder à análise e diagnóstico de situações, a falta de instrumentos adequados para se chegar a um minucioso conhecimento dos problemas em si. Diz ter sentido essa lacuna, apesar de sua experiência e domínio no uso do **processo** de trabalho de VROOM e YETTON.

O estudo de TAYLOR projeta o uso de um modelo conceitual, cujo valor em última instância, vai além do de servir como guia de um **processo** de trabalho. Tem o potencial de poder dar origem à formulação de teorias. Embora um modelo seja uma reconstrução incompleta da realidade, assim mesmo contém os conceitos necessários para guiar certas atividades e conduzir à formulação de teorias.

Outro exemplo, considerado mais sofisticado, é o de MELEIS (1985), intitulado "**Processos** Conceituais Empíricos para Teste de Teorias em Enfermagem". A autora inicia apresentando quatro visões filosóficas para a comprovação de teorias. A primeira, a visão empírica, feita através de dados sensoriais; a segunda, quando os fenômenos seguem inter-relações padronizadas; a terceira é a pragmática, aceita não pela sua validade baseada em provas, mas porque os membros de uma comunidade escolar declaram a sua eficiência; e a quarta é chamada "weltanschauung", a visão da verdade (SUPPE 1977), que considera o **processo** global de descoberta e justificação das teorias. Partindo desta última visão, a autora apresenta uma série de conceitos relacionados ao Teste de Teorias em Enfermagem, incluindo a análise de conceitos, análise de teorias, crítica e teste da teoria.

Este é, portanto, mais um exemplo de **processo** de trabalho.

TEIXEIRA (1988) descrevendo em seu estudo sobre o relacionamento terapêutico afirma que este é estabelecido por meio de interações planejadas pela enfermeira para determinado paciente. Esse planejamento inicia-se no momento em que a enfermeira entra em contato com o paciente, pela primeira vez, e segue o **processo** de enfermagem psiquiátrica.

Em seu trabalho sobre "Enfermagem e Comunicação: A Interface", CARVALHO (1989) entende que a comunicação requer um estudo como **processo**, iniciando-se por definir padrões de comportamento, como estes são alterados, quais diferem nos vários contextos, e quais as variáveis chaves ou preditivas de padrões específicos. E que a revisão bibliográfica realizada por esta confirma essas considerações; embora tenha observado a influência do conhecimento de comunicação como **processo** nos artigos examinados, alguns autores centralizam sua preocupação em analisar certos elementos da comunicação.

KUNTZE (1991), trata da experiência que teve, de assistir à mulher gestante a partir da elaboração e aplicação de um marco referencial e **processo** de enfermagem, embasados nos estudos de DANIEL (1987); sendo que a formulação do Marco Referencial de KUNTZE advém especialmente a partir do Modelo de Organização da Enfermagem apoiado em três estudos da referida autora: A Enfermagem Planejada (1981), Atitudes Interpessoais em Enfermagem (1983), e Enfermagem: Modelos e Processos de Trabalho (1987). KUNTZE desenvolve o seu próprio e original modelo de referencial teórico e prático para o estudo sobre o **processo** de sistematização da assistência de enfermagem à mulher gestante.

O trabalho original de KUNTZE representa contribuição de criatividade científica.

"O Projeto de Implantação das Anotações de Enfermagem em Unidade de Terapia Intensiva Pediátrica" de CANELLO e MUNTSCH (1998), neste, relatam que a partir do diagnóstico do **processo** de registros de enfermagem, discutiu-se com a equipe a construção do projeto, elaborou-se um formulário para as anotações e dois manuais para o treinamento e acompanhamento dos profissionais. A implantação do projeto proporcionou uma maior interação paciente-enfermagem na assistência e incentivou, através de forma sistematizada dos registros das informações, um trabalho interdisciplinar, além da organização da assistência de enfermagem, resultando em maior qualidade e credibilidade da assistência.

THOFEHRN et al (1999),em estudo sobre "O **Processo** de Enfermagem no Cotidiano dos Acadêmicos de Enfermagem e Enfermeiros", apresentam como objetivo contribuir para a reflexão quanto ao tema citado; e que a análise qualitativa dos resultados transcorreu durante todo o trabalho, confrontando com o referencial bibliográfico. E um dos temas foi relativo a Conceito de **Processo** de Enfermagem; referindo que para DANIEL (1987), **processo** de enfermagem significa uma correlação de atividades, tarefas e ações dinâmicas e orientadas para a realização teórica ou prática de algum serviço. Não é somente um modelo de planejamento específico e direto para atendimento das necessidades básicas dos indivíduos, mas de um sistema amplo e abrangente que engloba, além do estudo, o plano assistencial e a situação contextual geral em que esse **processo** será desenvolvido.

O estudo de MARQUES (2000) é acerca de "Enfermagem na Web: O **Processo** de Criação e Validação de um Web Site sobre Doença Coronariana", o autor conclui que, a criação de um Web site pelo método de desenvolvimento visual é uma atividade fácil de ser realizada e que diante da inexistência de métodos ou sistemas oficiais com esta finalidade, a validação do conteúdo das informações presentes no Web site através de um painel *on-line* com especialistas, mostrou que as mesmas foram consideradas confiáveis e validadas.

BELO (2003), na sua dissertação sobre o tema, "Supervisão em Ensino Clínico de Enfermagem Perspectiva do Aluno", na Universidade de Aveiro, Portugal, estudou Modelos de Formação como "enquadramento teórico", e entre estes, o Modelo Centrado no **Processo,** de acordo com a problemática em estudo.

Entre as observações evidenciadas, afirma que, "Da progressão do **processo** investigativo sobressaiu a necessidade de aprofundar o porquê da tão má relação entre alunos e supervisores"; e deixa sugestões, dentre as quais: para que estudos sejam replicados que permitam estabelecer comparações, e o porquê da utilização de modelos diferentes entre escolas e serviços.

SANNA (2007) discorre didaticamente sobre a constituição dos "**Processos** de Trabalho em Enfermagem", a saber: Administrar, Assistir, Pesquisar e Participar Politicamente, apresentando seus elementos e a inter-relação entre eles, demonstrando que o trabalho da Enfermagem é complexo e multifacetado, requerendo um conjunto de conhecimentos, habilidades e atitudes que se articulam de maneira própria, para produzir transformação da natureza com especificidade que caracteriza particulares esferas de atuação profissional, formas de contribuição social e inserção política com as quais precisam operar conscientemente os profissionais de enfermagem.

SANTOS (2008) em sua tese, cujo tema é "Sistema de Informação e Interação Social: Buscando a Relação Teoria e Prática em Enfermagem", referindo-se aos dados da pesquisa menciona que a análise resultou no **processo**, "Buscando a Interação Teoria-Prática para Desenvolver Sistema de Informação em enfermagem".

O trabalho elaborado por JOSÉ e LEITE (2009), intitulado "Modelos de Organização da Atualidade para os Cuidados de Enfermagem", teve como objeto do estudo caracterização da produção científica da enfermagem quanto aos modelos de organização do cuidado. Na análise foram selecionadas oito produções científicas, indicando que as publicações referentes aos modelos de organização do cuidado são mínimas, e observando uma lacuna do conhecimento em relação a essa temática; assim quando se diz modelo de organização da enfermagem entende-se como forma de projetar uma imagem ideológica e de uma filosofia da prática da instituição de saúde.

O objetivo da pesquisa "Resiliência da Mulher no **Processo** Parturitivo", de SILVA e CERQUEIRA (2009), consiste em compreender como as mulheres desenvolvem estratégias de resiliência frente ao trabalho de parto e parto. Dos significados das experiências vivenciadas pelas puérperas emergiram as categorias de análise; a conclusão das autoras apresenta que, a resiliência no processo parturitivo é utilizada pelas mulheres porque o parto tem uma representação vinculada à dor e sofrimento, e ainda foi representada pela crença na espiritualidade e pelo desejo de retornar ao convívio familiar especialmente com os filhos. Entre as conclusões o estudo ponta que os profissionais que não exercitam o cuidado humanizado induzem à necessidade da mulher em buscar na sua subjetividade estratégias de superação.

Nota-se que a palavra **processo** neste contexto tem um significado mais amplo, além do aspecto biológico, espiritual e de resiliência da mulher, inclui a ação dos profissionais.

SILVA (2010), em Dissertação intitulada, "Necessidade Pré-operatória do Doente Cirúrgico Acolhimento de Enfermagem", apresentada à Universidade do Porto, Portugal, cita que o acolhimento é um momento único, pois é o início de um **processo** de inter-relação entre enfermeiro-doente, em que a comunicação é um elemento fundamental; concluindo que o componente formal do acolhimento, bem como o componente relacional dos enfermeiros, necessitam ainda de serem trabalhados, devendo-se para isso investir na formação dos profissionais, relativamente à recepção e comunicação com o doente.

"Sistematização da Assistência de Enfermagem: Ferramenta Importante na Prática do Profissional Enfermeiro", tema desenvolvido por FARIAS et al (2011), no qual é feita uma reflexão sobre a utilização do modelo de sistematização da Assistência da Enfermagem (SAE) na prática do profissional enfermeiro; tendo sido evidenciado que tal ferramenta é um Instrumento significativo para a efetivação de um serviço referencial de qualidade no **processo** de cuidar, por favorecer a aplicação dos conhecimentos técnico-científico e humano e por promover uma assistência centralizada na pessoa e na promoção de sua integridade.

Da Disciplina História e ética da Enfermagem, ministrada por KASPER (2013), consta o assunto Teorias de Enfermagem. Entre os conteúdos é mencionado que cientistas esperam criar novo conhecimento para proporcionar entendimento e interpretação aos fenômenos; o conhecimento toma a forma de teorias descritivas referentes a estruturas, **processos,** relacionamentos e tradições subjacentes aos aspectos psicológicos, sociais e culturais da realidade. A autora tece comentários sobre modalidades de teorias e naquela orientada aos resultados das ações de enfermagem (o por quê), entre as 31 modalidades listadas, há menção ao Modelo de Organização da Enfermagem de DANIEL (1987).

MORAIS et al (2015), discorrendo sobre o assunto, "Implicações para o **Processo** de Enfermagem na Unidade de Terapia Intensiva", descreve que a ciência da enfermagem é conceituada como uma ampla formação teórica, e o **Processo** de Enfermagem é um instrumento que permite que essa estrutura seja aplicada à prática da enfermagem – ou seja, é a estratégia de solução dos problemas do paciente. Numa primeira análise, constatou-se que a implementação da Sistematização da Assistência de Enfermagem ocorre de forma ainda bastante fragmentada, o que indica a necessidade de organização dessa metodologia de assistência. Diante disto foi elaborado um instrumento de evolução do enfermeiro com o objetivo de facilitar sua rotina e incentivar o desenvolvimento da Sistematização da Assistência de Enfermagem.

O "**Processo** de Trabalho em Saúde: Um Estudo no Setor Obstétrico de um Hospital da Serra Gaúcha", de MARIN et al (2015), comentando sobre o tema referem: A organização e a gestão dos **processos** de trabalho, constituem um dos eixos centrais da reordenação das atividades numa instituição de saúde, na necessidade de aprimoramento dos **processos** de trabalho. Desta forma, este artigo teve o objetivo de realizar um relato analítico da implementação de um novo **processo** de trabalho em saúde no setor obstétrico de um hospital na Serra Gaúcha, utilizando referenciais teóricos que abordam a gestão de processos de saúde e as ferramentas para análise de **processos** de trabalho.

O estudo da bibliografia dos autores inclui, entre outros, o de DANIEL (1987), apresentando que na enfermagem, ao considerar o progresso alcançado em práticas, passou-se a empregar o raciocínio reflexivo e ações guiadas por métodos, técnicas, teorias e modelos conceituais; assim os **processos** de trabalho da enfermagem ficaram ordenados, sistematizados e apoiados em suportes teórico-científicos.

FARAH (2015), contextualiza sobre o "**Processo** de Trabalho em Enfermagem", o seguinte: O mundo do trabalho sofreu mudanças importantes neste último século. Ao se observar a evolução histórica do mundo do trabalho verifica-se que as transformações ocorridas neste campo foram e são influenciadas pelo contexto sócio, histórico, político, econômico e cultural de cada país. Adventos como a globalização; a socialização dos meios de comunicação, aproximando pessoas, ideias e informações; a incorporação de novas tecnologias, novos conhecimento e técnicas, dentre outras, que geraram modificações no comportamento tanto nas formas de gerir, organizar, planejar e utilizar os serviços, como também nas relações estabelecidas entre trabalhadores, com os gestores e pessoas que os utilizam.

Na Dissertação, "Representação de Enfermeiros de uma Regional da Estratégia Saúde da Família quanto a Importância da Espiritualidade para a Integralidade na Atenção à Saúde", COLIMOIDE (2016), refere na sua pesquisa a diferentes **processos**, a exemplo de: utilizou o Software Qualiquantsoft que possibilita no **processo** de análise de dados; **processos** assistenciais; dimensão do espiritual nos **processos** de saúde/doença; o **processo** de cuidar; **processo** de assistir; sistematização da assistência; **processo** grupal; método no **processo** de educação em saúde; organização sistêmica dos serviços de saúde.

O livro "Gerenciamento em Enfermagem" de KURCGANT (Coordenadora) et al (2016), apresenta um dos temas, sobre Planejamento e **Processo** Decisório de CIANPONE et al (2016), como Instrumentos do Trabalho Gerencial, comentando: Quando se pensa em planejamento, a primeira ideia que se associa é a de conformação de uma ação do futuro. Para definir um pouco melhor o foco do planejamento relacionando-o ao próprio trabalho na área de saúde, formulamos a seguinte interrogação: por meio do planejamento tem sido possível a alcançar os resultados que desejamos? Se a resposta a essa indagação for afirmativa, poderemos deduzir que temos governabilidade em relação ao nosso **processo** de trabalho. Caso contrário, será importante indagar por que o planejamento não tem possibilitado seguir uma dada direção desejada.

PERUZZO, BEGA et al (2018) no estudo relativo a, "Os Desafios de se Trabalhar em Equipe na Estratégia Saúde da Família", indicam o objetivo: apreender as percepções e vivências dos profissionais quanto ao trabalho em equipe. Na descrição documentada da pesquisa é citado o termo **processo** aplicado em vários sentidos ligados aos aspectos do contexto onde se encontram, tais como: construção de novos **processos** de trabalho, realização/implementação de seu **processo** de trabalho, **processo** de leitura, relações interpessoais durante o **processo** de trabalho, vivenciando o **processo** de inserção, o **processo** de trabalho flui melhor, reflexão do **processo,** aspectos do **processo**.

ALENCAR (2018) apresenta o assunto sobre "Administração de **Processos** – o Verdadeiro Significado de Sinergia", salientando a importância da temática ao enfocar conceitos referentes à produtividade empresarial, intitulados: Administração de **processos** e sinergia – uma combinação fundamental; Administração de **processos** e sinergia – por quê gerenciar **processos**?; Administração de **processos** e sinergia – de mãos dadas para atingir o resultado; Administração de **processos** e sinergia – a implantação e o segredo; Administração de **processos** e sinergia – vale a pena investir.

Os princípios fundamentais que regem **processos** sinérgicos são adequáveis a qualquer modalidade de trabalho, incluindo nas atividades globais da Enfermagem.

Esta síntese resumida de referências bibliográficas, além de incontáveis outras de mérito, mostra uma essência evolutiva de como **processos** de trabalho vêm apresentando progresso nas últimas décadas; e através dos estudos teóricos e práticos de profissionais que divulgam suas contribuições valiosas e pertinentes para o aprimoramento tanto do saber como para o benefício à humanidade, torna-se necessário continuar a investir, utilizando os conhecimentos já adquiridos, e ampliando a capacidade sinérgica de atuação criativa, com formas inovadoras de trabalho.

Referências Bibliográficas

Alencar W. Administração de processos: o verdadeiro significado de sinergia. [online]. 2018;1-12. [acesso 25 de Fevereiro de 2019]. Disponível em: https://www.produtividademaxima.com/administração-de-processos-e-sinergia/.

Alfaro-Lefevre R. Applying nursing process: promoting collaborative care. 5th ed. Philadelphia: J. B. Lippincott; 2002. 274.

Belo APPR. Supervisão em ensino clínico de enfermagem perspectiva do aluno. Dissertação (Mestre em Supervisão). Aveiro: Universidade de Aveiro; 2003:39.178,185. [acesso 17 de Julho de 2016].

Canelo BL, Muntsch S. Projeto de implantação das anotações de enfermagem em unidade de terapia intensiva pediátrica. Rev bras enferm. 1998 Apr/Jun; 51(2):321-336. [acesso 11 de Agosto de 2016]. Disponível em: www.scielo.br/scielo.php?script=sci_arttext&pid=S0034-71671998000200012.

Carvalho EC. Enfermagem e comunicação: a interface. Tese (Livre Docência em Enfermagem). Ribeirão Preto: Universidade de São Paulo; 1989. 1-54.

Ciampone MHT, Tronchin DMR, Melleiro MM. Planejamento e processo decisório como instrumento do trabalho gerencial. Kurcgant P. [Coordenadora]. Gerenciamento em enfermagem. 3ª ed. Rio de Janeiro: Guanabara Koogan; 2016. 34-46.

Colimoide FP. Representação de enfermeiros de uma Regional da Estratégia Saúde da Família quanto a importância da espiritualidade para a integralidade na atenção à saúde. Dissertação (Mestre em Enfermagem). São Paulo: Centro Universitário Adventista de São Paulo; 2016. 14-64.

Daniel LF. A enfermagem planejada. São Paulo: Editora Pedagógica e Universitária; 1981. 136.

_____. Atitudes interpessoais em enfermagem. São Paulo: Editora Pedagógica e Universitária; 1983. 176.

_____. Enfermagem: modelos e processos de trabalho. São Paulo: Editora Pedagógica e Universitária; 1987. 117.

Cuesta C de la. The nursing process: from development to implementation. J Adv Nurs. 1983 Sept; 8(5):365-71. [acesso 08 de Agosto de 2017 e 28 de Março de 2019]. Disponível em: https://onlinelibrary.wiley.com/doi/.../j.1365-2648.1983.tb00459...

Farias MC, Maia AL, Aguiar IP, Araújo JLA. Sistematização da assistência de enfermagem: ferramenta importante na prática do profissional enfermeiro. Perspectiva Amazônica – Santarém. 2011 Jan; 1(1):73-81. [acesso 10 de Agosto de 2011]. Disponível em: www.fit.br/revista/doc/1_22.

Farah BF. Processo de trabalho em enfermagem. [online]. 2015:1-12. {acesso 31 de Julho de 2017]. Disponível em:
www.ufjf.br/admenf/files/2015/03/processo-de-trabalho-em-enfermagem-adm-l.

Huitzi-Eligegor JX, Elorza-Puyadena MI, Urkia-Etxabe JM, Esnaola-Herrero MV, Assurabarrena-Iraola C. Estudo retrospectivo da implantação do processo de enfermagem em uma área de saúde. Rev Latino-Am Enferm. 2013 Set/Out; 21(5):6. [acesso 08 de Agosto de 2017].

José SAP, Leite JL. Modelos de organização da atualidade para os cuidados de enfermagem. [online]. Biblioteca Lascasas. 2009; 5:1-15. Disponível em:
https://www.escavador.com/sobre/1321652/sabrina-ayd-pereira-jose.

Kasper M. Teorias de enfermagem. Disciplina história e ética. [online]. 2013. [acesso 15 de Agosto de 2017]. Disponível em:
https://prezi.com/v-pOfvo_rfag/teorias-de-enfermagem/.

Kuntze TD. A Assistência de enfermagem planejada à mulher gestante, fundamentada nos estudos de Liliana Felcher Daniel. Dissertação (Mestre em Enfermagem). Florianópolis: Universidade Federal de Santa Catarina, 1991.

Kurcgant P [Coordenadora], Lima AFC, Prado C, Tronchin DMR, Fugulin FMT, Freitas DF et al. Gerenciamento em enfermagem. 3ª ed. Rio de Janeiro: Guanabara Koogan; 2016. 34.

Little DE, Carnevali DL. Nursing Care Planning. Philadelfia: J. B. Lippincott, 1969.

Marques IR. O Processo de Criação e Validação de um WEB Site sobre Doença Arterial Coronariana. Tese (Mestrado em Saúde do Núcleo de Informática em Enfermagem). São Paulo, 2000.

Marin V, Nodari CH, d'Ávila AAF, Ganzer PP, Guimarães LGA, Reis ZC et al. Processo de trabalho em saúde um estudo no setor obstétrico de um Hospital da Serra Gaúcha. [acesso 08 de Setembro de 2016]. Convibra; 2015. Disponível em:
www.convibra.org/dwp.asp?id=11375&ev=90.

Meleis AI. Teste de teorias em enfermagem: processos conceituais e empíricos. Trabalho preparado para o Primeiro Simpósio Brasileiro de Teorias de Enfermagem, Universidade Federal de Santa Catarina; 20-24 de Maio de 1985.

Morais LB, Cesário MS, Azevedo AS, Manhães LSP. Implicações para o processo de enfermagem na unidade de terapia intensiva. Persp. online. biol. & saúde. 2015; 19 (5):35-52. [acesso 02 de Agosto de 2017]. Disponível em:
www.seer.perspectivasonline.com.br/index.php/biologicas_e_saude/article/.../720.

Morgan AJ, Moreno JW. The practice of mental health nursing. Philadelphia: J. B. Lippincott; 1973. 211.

Peruzzo HE, Bega AG, Lopes APAT, Haddad MCFL, Peres AM, Marcon SS. Os desafios de se trabalhar em equipe na estratégia saúde da família. Rev Esc Anna Nery. 2018; 22(4):1-9. [acesso 25 de Fevereiro de 2019]. Disponível em:
www.scielo.br/scielo.php?script=sci_arttext&pid...814520180004000205...

Sanna MC. Os processos de trabalho em enfermagem. Rev bras enferm. 2007 Mar/Abr; 60(2):1-5. [acesso 21 de Agosto de 2016]. Disponível em:
www.scielo.br/scielo.php?script=sci_arttext&pid=S0034-71672007000200018.

Santos SR. Sistema de informação e interação social: buscando a relação teoria e prática em enfermagem. Tese (Doutor em Sociologia). João Pessoa: Universidade Federal da Paraíba; 2008. 7, 198-202.

Silva MADR. Necessidade pré-operatória do doente cirúrgico: acolhimento de enfermagem. Dissertação (Mestre em Ciências da Enfermagem). Porto: Universidade do Porto; 2010. 1-112. [acesso 18 de Agosto de 2016]. Disponível em: https://repositorio-aberto.up.pt/.../Dissertação%20de%20Mestrado%20em%20Ciencias...

Silva GCA, Cerqueira MM. Resiliência da mulher no processo parturitivo. Trabalho de Conclusão de Curso (Bacharel em Enfermagem). Feira de Santana: Faculdade Nobre de Feira de Santana; 2009. [acesso 10 de Agosto de 2016]. Disponível em: www.redesindical.com.br/abenfo/viicobeon_icieon/files/0117.

Suppe F. The struture of scientific theories. 2nd ed. Champaigne: University of Illinois Press; 1977. [acesso 1985]

TaylorAG. Decision making in nursing: an analytical approach. J Nurs Adm. 1978; 8(11):22-30. {acesso 1985).

Teixeira MB. Percepção e sentimentos das alunas durante o período que estavam cursando a disciplina enfermagem psiquiátrica do Curso de Graduação em enfermagem. Tese (Doutor em Ciência: Psicologia Escolar). São Paulo: Universidade de São Paulo; 1988. 51-59.

Thofehrn MB, Traversi MS, Muniz RM, Duarte AC, Leite MP. O processo de enfermagem no cotidiano dos acadêmicos de enfermagem e enfermeiros. Rev Gaucha de Enferm. 1999 Jan; 20(1):69-79. [acesso 17 de Julho de 2016]. Disponível em: www.seer.ufrgs.br/RevistaGauchadeEnfermagem/article/viewFile/4222/2232.

Vroom VH, Yetton PW. Leadership and decision making. Pittsburg: University of Pittsburg Press; 1973. 3-31. Available from: https://doi.org/10.2307/j.ctt6wrc8r.

Yura H, Walsh MB. The nursing process: assessing, planning, implementing, evaluating. 3rd ed. New York: Appleton-Century-Crofts; 1978. 266. Available from: https://trove.nla.gov.au/version/45733473.

Capítulo **8**

Ferramentas de Ação e Processos

Ideias Proativas

A revisão dos Capítulos anteriores leva a autora a pensar, quais seriam possivelmente os questionamentos dos futuros leitores sobre os assuntos expostos. As conjecturas até incluem "diálogos imaginários" no sentido de compartilhar as ideias propostas.

O modo simulado do "pensar juntos" representa um papel mimético daquilo que ocorre na realidade da vida profissional; ou seja, é uma modalidade tradicional de reprodução na prática. Com a vantagem de que este recurso pode ser repetido em diferentes situações reais, com indivíduos interagindo em processos de trabalho.

Nesta linha de raciocínio, mais um dos fatores relevantes, diz respeito ao acervo existente de experiências e sugestões dos pares, cujas contribuições já têm influenciado substancialmente a decisão de elaborar o Marco Teórico: Sinergia Dinâmica de Processos. E outro fator é quanto ao patrimônio dos relatos teóricos e práticos documentados, que injetam subsídios facilitadores ao entendimento de enfermeiros sobre o cultivo do interesse proativo.

Pessoas proativas demonstram **iniciativas antecipadas**, com ideias reflexivas, analíticas: calculam consequências e efeitos; fazem decisões criativas para o bem comum, buscam encontrar recursos adequados, teóricos, práticos, materiais, ambientais e humanos; agilizam o desenvolvimento de si próprias e de outras pessoas com prudência; fortalecem a sua resiliência mesmo frente a dificuldades aparentemente insolúveis; pensam planos e executam tarefas compartilhadas; valem-se dos privilégios com parcimônia; lidam com diversidades e transformações, respeitando os direitos alheios; são assertivas e produtivas com compreensão e empatia; **pessoas** proativas pensam adiante, reavaliam resultados, reconsideram suas atitudes, e reformulam projetos simples e práticos aplicando-os retroativamente.

"Proativo" – um termo de base usado nestes comentários a pessoas proativas é um adjetivo que as qualifica quanto a certas condições peculiares, a exemplo de: atitudes, reações, comportamentos, capacidade de agir e reagir, e sensibilidade para reconhecer marcadores significativos ao longo das experiências da vida; que servem como sinalizadores a pensar de modo analítico reflexivo, e a organizar as ideias para realizar procedimentos de alcance imediato, mediato e de longo prazo.

Outro significado do termo Proativo, diz respeito à "retroatividade", adjetivo que qualifica pessoas como agentes atuantes em mecanismos de realimentação no processo de utilização do instrumento de princípio, causa, prática, efeito; o qual é operacionalizado pelas ações técnicas de pessoas proativas.

Poderia até parecer antagônico associar os prefixos "pro" e "retro" no mesmo contexto. Contudo, nesta temática o primeiro representa um atributo do agente humano que opera os sistemas conceituais e de trabalho; e o segundo representa um mecanismo metodológico virtual usado por pessoas para reprocessamento. Portanto, o significado de proativo refere-se à condição de pessoas ou indivíduos atuando; e o de retroatividade representa uma dinâmica técnica usada por profissionais, para levar a efeito os processos do método analítico reflexivo com o objetivo de reajustamento de conteúdos.

Esta forma reflexiva de analisar significados e a interatividade entre os mesmos é própria da natureza conceitual de Marcos Teóricos em geral; pois contém na sua estrutura a descrição, com as devidas correlações minuciosas, de atitudes, princípios, conceitos, modelos, métodos e fenômenos inerentes ao tema pertinente.

A descrição do cenário citado abre espaço a mais uma explanação de significados da Sinergia Dinâmica de Processos, mostrada a seguir, pelo uso de símbolos figurativos para facilitar a compreensão dos conceitos e comportamentos necessários ao uso prático.

Esta apresentação ilustrativa é uma versão adicional de modelagem, demonstrada pelo fluxo de "símbolos gráficos de processos: indivíduos interagindo"; é forma alternativa para visualizar os processos operacionais de trabalho e a inter-relação retroativa dinâmica das funções sinérgicas dos sistemas em questão. Salientando-se o papel das pessoas envolvidas nos processos de trabalho, tanto interagindo entre si mesmas, como participando dos procedimentos para levar a efeito as atividades teóricas e práticas.

ENFERMAGEM: SINERGIA DINÂMICA DE PROCESSOS

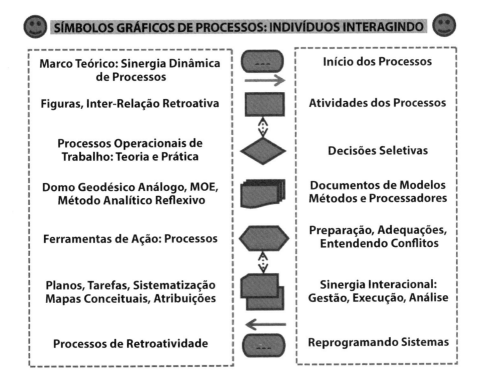

As figuras representadas em azul foram adaptadas, para simbolicamente mostrar no plano global os significados funcionais de cada uma; as quais estão posicionadas aos lados do título (símbolos gráficos de processos: indivíduos interagindo), e no centro do desenho com a especificação dos significados na parte lateral esquerda de cada figura.

Os símbolos gráficos podem ser considerados como elementos coadjuvantes e ilustrativos para complementarem, de forma visual mais compreensível, a explanação sobre modelos, métodos, marcos teóricos ou qualquer outro meio de transmissão de ideias aos indivíduos participantes dos processos de trabalho.

Os **símbolos gráficos** tem papel emblemático como ferramentas ou instrumentos integralizáveis ao trabalho. Historicamente, e até hoje, símbolos gráficos continuam representando modos originais para estimular a imaginação e o **pensamento reflexivo de indivíduos interagindo** na busca de **entender e administrar experiências da vida.**

Na tentativa de explicar o uso prático deste esquema de figuras representativas de processos, exemplificando, aparece a figura do losango, encontrado no desenho em questão [3ª de cima para baixo]; cuja função simbólica refere-se à atividade de fazer "Decisões" seletivas mediante situações encontradas no trabalho, e que precisam de intervenção. O assunto a seguir, "Entendendo Conflitos Operacionais" descreve a questão.

Entendendo Conflitos Operacionais

É extensa a divulgação de assuntos documentados sobre planejamento e processos mostrando comentários diversificados de autores. Selecionar conceitos facilita a adequação a cada tipo de trabalho. **Indivíduos que tem ideias proativas interagindo com outros,** no geral, encontram alternativas originais.

Os relatos históricos dessa temática revelam o interesse dos profissionais, principalmente de administração, gerenciamento, análise de sistemas e tecnologia da informação, propondo resultados de suas pesquisas, conceituações e formas práticas de trabalho; bem como, a discussão sobre condições que dificultam ou facilitam o desenvolvimento do trabalho através de processos sistematizados.

O progresso evidenciado em qualquer área do saber, assim como na Enfermagem, vem acompanhado de novas expectativas, e também do desafio para lidar com os conflitos naturais a tudo, os já existentes e os possíveis de ocorrerem ao longo da realização das ações na gestão dos processos.

As dificuldades encontradas no prosseguimento do trabalho servem de sinalizadores provocativos a alcançar **estados** mais equilibrados e criativos de participação.

Uma das primeiras estratégias na prática do processamento de sistemas é a de exercitar o senso de observação para identificar situações operacionais conflituosas, ou seja, que apresentem características de ideias, comunicações, interesses, sentimentos, ações ou paradigmas com sentidos antagônicos, em oposição uns aos outros; tendo o objetivo de discernir os significados destas, para chegar ao entendimento, se possível, "pensando juntos", de quais atitudes, procedimentos e Ferramentas de ação utilizar.

Aplicar a atenção para entender conflitos na operacionalidade de processos é requisito básico ao iniciar qualquer projeto de trabalho.

BURBRIDGE e BURBRIDGE (2014) comentam sobre "Gestão de Conflitos: Transformando Conflitos Organizacionais em Oportunidades", com ênfase nos seus impactos e resultados nas organizações. Situações conflituosas se bem administradas podem apresentar oportunidades de crescimento e mudanças. No artigo citam conceitos de Conflito, Tipos de Conflitos, Fatores causadores de conflitos nas organizações, Administração de Conflitos, Efeitos dos Conflitos. E nas considerações finais mencionam que o maior desafio é saber a melhor estratégia de resolução para cada caso, levando em consideração tudo o que for importante, escutando os envolvidos e buscando aumentar os efeitos construtivos e minimizar os destrutivos, promovendo o bem estar entre pessoas, e o desenvolvimento da organização.

BURBRIDGE e BURBRIDGE (2012) em "Gestão de Conflitos: Desafios do Mundo Corporativo" defendem que conflitos são o motor que impulsiona as mudanças. No entanto, muitos conflitos são desnecessários e destroem valores, causando prejuízos para as empresas e pessoas que nelas trabalham. O principal desafio dos gestores é identificar os conflitos produtivos e contra produtivos e gerencia-los.

As sugestões recomendadas por BURBRIDGE e BURBRIDGE podem ser avaliadas, selecionadas e ajustadas a diferentes situações; no caso de uma Filosofia Organizacional, quanto para um Serviço de Enfermagem com suas atribuições hierárquicas diárias, na formulação de indicadores práticos e objetivos de desempenho.

Identificar e conhecer aspectos específicos das questões conflitantes que precisam de análise e intervenção é essencial na evolução do processo de entendimento dos conflitos operacionais.

É útil perguntar: a formulação e uso de "ferramentas" de cunho reflexivo baseadas em referenciais teóricos e práticos, tornariam a operacionalização dos processos mais qualitativamente exequíveis e efetivos em relação às reais necessidades existentes?

Lidar construtivamente com tais questões requer que se desenvolva a **formulação de instrumentos e ferramentas metodológicas para aplicação na prática, e que sejam elaboradas técnicas de trabalho humano no sentido de aprimorar a perícia na aplicação dos procedimentos** relacionados aos assuntos específicos e gerais na Enfermagem.

Para saber como intervir, e quais estratégias utilizar é indispensável que os gestores dos processos operacionais estejam ambientados com os **tipos de conflitos existentes, e também com questões e situações que possam representar possíveis ameaças e atritos**. E na tentativa de esclarecer, em parte o assunto, alguns destes conflitos encontram-se exemplificados a seguir:

A eventual dicotomia entre o protocolo dos valores de uma Filosofia Institucional, em contraposição às condições hierárquicas lentas da prática, na delegação da autoridade executiva e de recursos, poderia influenciar negativamente, considerando os fatores impeditivos para deliberar o fluxo acessível das ações nas diversas conjunturas dos estabelecimentos?

A bibliografia sobre a Sistematização do Processo da Assistência de Enfermagem mostra escassa menção da relação conceitual desta, como parte constituinte do conjunto ou do "todo", dos processos globais de enfermagem. São raros os estudos que posicionam este tema inserido na amplitude de inter-relações das "partes", no caso as partes da assistência de enfermagem, com o plano mestre do todo referente à Organização da Enfermagem. A assistência integralizada ao conjunto global minimizaria conflitos?

Uma das questões ao ouvir enfermeiros desempenhando suas atribuições assistenciais é se, as tarefas realizadas operando os processos "informatizados-imperativos", tende a diminuir o tempo de permanência junto aos pacientes, gerando tensão e conflitos?

A tendência atual de robotização para substituir a execução de certas tarefas feitas por profissionais especializados suscita questionamentos compreensíveis. Nesse caso, supondo que a incumbência de enfermeiros na gestão de relações interpessoais, de planejamento às necessidades específicas, e de intervenção, não forneceria conteúdos contínuos e imediatos para efetivar o processo de insumos das informações a serem programadas nos aparelhos robotizados autônomos ou comandados, isto induziria a um potencial de riscos conflitantes, já que o aparelho opera de modo automatizado, sem a influência contínua interferente de processo analítico reflexivo da mente humana?

ALVES et al (2014), desenvolvem o tema "Referenciais teóricos do pensamento crítico na enfermagem e instrumentos para sua avaliação: revisão integrativa", objetivando identificar os referenciais teóricos e os instrumentos de avaliação do pensamento crítico que tem orientado a formação profissional. A conclusão mostra que ainda persiste a necessidade de esclarecer sobre o pensamento crítico, quanto a uma melhor construção e aplicação de ferramentas para avaliação, e sobre a falta de definição consensual deste na enfermagem, que expressa-se no uso limitado de modelos específicos de avaliação, descrevendo o pensamento crítico ao invés de conceitua-lo.

Definições

Sobre definições, cabe aplicar como feito no assunto anterior a forma de proceder relativa a "**Decisões**" seletivas, a saber: é necessário **especificar e conceituar conteúdos.**

Adquirir o conhecimento e a compreensão para a execução de atividades proativas relacionadas a processos de trabalho, com o fim de formular, implementar e gerir planejamentos, pressupõe o emprego de ferramentas adequadas quanto às "**Definições**".

E um dos pré-requisitos elementares necessários antes de escolher referenciais teóricos, objetivos, metas de trabalho e ferramentas ou instrumentos específicos ao contexto em questão, tem a ver com a elaboração de definições dos termos chave.

Entender os significados de termos utilizados em pesquisas, textos científicos, matéria didática, artigos técnicos, manuais e em qualquer trabalho requer conhecer a função dos processos, qual é o propósito dos mesmos, e as atribuições a serem realizadas.

Sem o rigor das definições não é possível saber quais ferramentas metodológicas usar, quais procedimentos seguir e que critérios avaliativos são os adequados.

A maior parte dos termos de um estudo é definida ao longo da descrição de cada assunto; procedimento também adotado no relato dos textos desta obra. No entanto, há certos termos ou conjunto de palavras que requerem receber um tratamento conceitual mais esclarecido quanto aos seus atributos peculiares; e no caso de pesquisas, além da especificação do que consistem os elementos integrantes e os limites de abrangência dos significados, há o requisito de mostrar como fazer para medir os atributos. Os conceitos são formulados a partir do referente real, ou formal, ou abstrato em cada caso específico.

Os conceitos são definidos segundo as propriedades do conhecimento sobre determinado assunto; cada conceito explica as especificações implícitas a um conteúdo. **O Modelo de Organização da Enfermagem tem termos que precisam ser conceituados segundo o contexto a que se destinarão, incluindo a definição de, "o que" e "como".**

Conceitos representam concepções, ideias, reflexões sobre algo específico, variáveis, fenômenos, conhecimento, cláusulas explanatórias de teorias, pensamento formal do raciocínio, estruturas de um estudo, modelo, marco teórico, processo, sistema, método.

A pesquisa de definições antecede obrigatoriamente qualquer estudo; faz parte integrante e preliminar de Projetos de Pesquisa, temas didáticos, científicos e técnicos.

Para esta etapa foram selecionadas algumas definições conceituais, afins aos assuntos sobre processos, que necessitam ser especificadas quando aplicadas a questões práticas.

Sugestão de Definições

FERRAMENTA: A palavra ferramenta foi e continua sendo considerada um instrumento que permite realizar tarefas de trabalhos mecânicos, e segundo a prática tradicional, requer alguma força para ser realizada; porém é uma ideia não aplicável a um dos conceitos atuais, a exemplo de "ferramenta informática", tarefa que não requer força para ser executada.

As vantagens Históricas do uso de ferramentas mecânicas pelo Homem e por animais são amplamente conhecidas. Agora, ferramentas de trabalho desenvolvidas através da dinâmica mental, consistem de conjuntos dos **meios ou dispositivos** que promovem vantagens, por facilitarem a operacionalização dos processos para desempenho de tarefas, funções, responsabilidades, cargos, ou mesmo estudos, pesquisas, tecnologias, arte, ciência e a criação de conhecimento teórico ou prático. A aplicabilidade de ferramentas produzidas intelectualmente por humanos já está generalizada em todas as áreas da vida.

Segundo o Marco Teórico: Sinergia Dinâmica de Processos todos os Sistemas, contidos no mesmo, consistem de processos operacionais de trabalho em Inter-Relação Retroativa Dinâmica fundamentados em Modelos e Métodos. Este Plano Mestre figura como **Contexto** de Essência Conceitual composta por **Formas,** cujas características tecnológicas contem **Ferramentas** de trabalho com a função de acionar os **Processos.**

Tais Ferramentas encontram-se descritas ao longo dos textos da obra. Citando um exemplo: a Ferramenta de Base para realizar a análise reflexiva de questões.

Ampliando o raciocínio sobre ferramentas não mecânicas, e trazendo o tema para o Modelo de Organização da Enfermagem, cada conceito funciona como dispositivo ativo para guiar as ações na prática. Esta afirmação aplica-se igualmente a todas as características conceituais incluídas na descrição dos textos do livro, representando o papel de indicadores ferramentais de trabalho. Outro exemplo deste raciocínio reflexivo está ligado ao Mapa Conceitual nº 1, o qual ilustra as características constituintes do Marco Teórico na visão teórica/prática e prática/teórica; e nestes há componentes que dispõem de múltiplas opções ferramentais no seu interior.

PROCESSO: Refere-se a um conjunto sequencial de etapas, fases ou passos inter-relacionados, descritos em detalhes, para a realização de tarefas, com o fim de alcançar objetivos. Visa à operacionalidade interacional sistemática de ações, tarefas, planos, atividades, técnicas e procedimentos, que se repetem com certa regularidade; pela utilização das diretrizes próprias de modelos, métodos, figuras, ferramentas, fundamentos teóricos, e princípios de funcionamento e intervenção humanos, segundo os atributos da enfermagem. Incluem a aplicação de regras ordenadas para levar a efeito a realização dos processos no contexto teórico e prático de trabalho. Processos podem adquirir conotações múltiplas de acordo com as áreas de estudo e trabalho a que se destinam. Fazem parte da gestão de planejamento, organização, implementação, avaliação e da síntese dos resultados, na dinâmica interacional retroativa sugerida pelo Marco Teórico.

SISTEMA: A constituição de sistema pode ser física ou abstrata. É uma estrutura organizada acessível e que provê saídas; formada pela distribuição dos elementos de um todo, coordenados entre si sinergicamente, respeitando as mudanças e transformações naturais. Sistemas são conhecidos pela **Inter-relação** das partes segundo os seus conceitos e a necessidade de **integração** de várias ciências. Um sistema é a soma das partes e suas relações mútuas à complementaridade, com ênfase, mais no método do qual a teoria se vale do que nos princípios de julgamento ou de exprimir as intenções; entre os muitos métodos de abordagens sistêmicas há os que são dirigidos pelo pensamento logístico; são processuais segundo modelos ou padrões operacionais. Mostram como funcionam as coisas, ou os conceitos entre si, especificam diretrizes de como serem aplicados, e ilustram a praticidade para realizar algo, é como os usuários realizam projetos. Servem de guia para a avaliação de qualidade. Sistemas apresentam formas diversas compostas por elementos constituintes e referentes às **substâncias dos modelos** segundo as expectativas dos usuários. Os sistemas contem padrões operacionais que direcionam a compreensão quanto a suposições ou premissas específicas. A sistematização de processos de trabalho consta das responsabilidades de enfermeiros. **Modelos e Sistemas são simbólicos, portanto, o conteúdo que guia a prática, é mais importante do que as suas formas.**

O Mapa Conceitual 2 mostra os elementos constituintes do Marco Teórico que mimetizam a funcionalidade dos **Sistemas e Processos** por sinais representativos de linhas segmentadas e setas. E cada componente do Marco têm propriedades semelhantes a **Ferramentas** aplicáveis, tanto em contextos teóricos, práticos como humanos.

Referências Bibliográficas

Alves E, Dessunti EM, Oliveira MAC. Referenciais teóricos do pensamento crítico na enfermagem e instrumentos para sua avaliação: revisão integrativa. Rev Aladefe. 2014; 2(4):1-16. [acesso 07 de Fevereiro de 2019]. Disponível em: https://www.enfermeria21.com/.../referenciais-teóricos-do-pensamneto-crítico-na-enfe...

Burbridge RM, Burbridge A. A gestão de conflitos: desafio do mundo corporativo. São Paulo: Editora Saraiva; 2012. 224.

Burbridge RM, Burbridge A. Gestão de conflitos: transformando conflitos organizacionais em oportunidades. CRA-RS. [online]. 2014; 1-6. [acesso 12 de Dezembro de 2017]. Disponível em:
crars.org.br/.../gestão-de-conflitos-transformando-conflitos-organizacionais-em--oport...

Fontes Consultadas

Assis DS, Oliveira MAN, Fontoura EG, Servo MLS, Ferreira EG, Silva IC et al. Conflitos éticos vivenciados pelo enfermeiro no centro cirúrgico frente a tomada de decisão. [online]. Convibra. 2017; 1-14. [acesso 21 de Abril de 2019]. Disponível em: www.convibra.com.br/dwp.asp?id=14189&ev=118.

Campos CJG. Método de análise de conteúdo: ferramenta para análise de dados qualitativos no campo da saúde. Campinas: FCM-UNICAMP. 2004; 1-4. [acesso 20 de setembro de 2016]. Disponível em: www.scielo.br/pdf/reben/v57n5/a19v57n5.

Castro D. Ferramentas de Qualidade na busca de soluções de problemas. RHPORTAL. 2015; 1-4. [acesso 18 de Junho de 2018]. Disponível em:
www.rhportal.com.br/.../ferramentas-de-qualidade-na-busca-de-solues-de-problemas.

Lima SBS, Rabenschiag LA, Tonini TFF, Menezes FL, Lampert NA. Conflitos gerenciais e estratégias de resolução pelos enfermeiros gerentes. Rev Enfem UFSM. 2014 Abr/Jun; 4(2):419-428. [acesso 21 de Abril de 2019]. Disponível em:
enfermagem.bvs.br/lildbi/docsonline/get.php?id=233.

Medeiros FPA, Gomes AS. Um formalismo com suporte ferramental para modelagem de processos CSCL segundo os preceitos da Teoria da Atividade. In: Proceedings of the Brazilian Symposium on Informatics in Education. 2010; 1(1). [acesso 21 de Agosto de 2016]. Disponível em:
www.br-ie.org/pub/index.php/sbie/article/download/1561/1326.

Oliveira SA, Almeida ML, Santos MF, Zilly A, Peres AM, Rocha FLR. Ferramentas gerenciais na prática de enfermeiros da atenção básica em saúde. Rev Adm Saúde; 2017:17(69).1-19. acesso 07 de fevereiro de 2019]. Disponível em:
www.cqh.org.br/ojs-2.4.8/index.php/as/article/view/6488.

Capítulo 9

Modelagem de Sistemas e Processos

Modelagem

A palavra modelagem, no presente, tem uma diversidade de significados, interpretações e aplicações; evidências que justificam ser adequado o uso desta no tema.

Modelagem representa um mecanismo conceitual para configurar a estruturação dos componentes sistemáticos da Sinergia Dinâmica, ou seja, o que é preparado para servir de padrão ao processo de trabalho, a exemplo do MOE.

E continuando as considerações sobre a definição de sistema do Capítulo 8, um dos aspectos a relembrar diz respeito ao fato de que sistemas apresentam elementos constituintes, como visto no Mapa Conceitual 1; cuja modelagem do desenho segue um fluxo ilustrativo de Sistemas interligados, sendo que, além da conexão simbólica entre os Sistemas, cada Sistema tem o seu próprio dinamismo; formando no conjunto um grande Sistema, fundamentado no Marco Teórico: Sinergia Dinâmica de Processos, e em outros parâmetros teóricos.

A dinâmica funcional de inter-relação retroativa dos Sistemas, apesar de oriunda de princípios e significados do Formalismo Teórico de suporte, com características básicas particulares de modelagem, depende para a sua ativação do Método Ferramental de processos operacionais, mostrando a forma de fazer ou executar.

Além do conjunto de mecanismos processadores dos Sistemas há o atributo de poderem ser representados por Modelos Conceituais. Ou seja, um modelo conceitual é a representação de um sistema, ou vários; pois, cada conceito pode desempenhar papel peculiar na identidade das partes e nas relações mútuas à complementaridade do todo.

Segundo Powell-Morse (2017), modelos conceituais são muito usados nas ciências.

Na Enfermagem os modelos conceituais estão sendo divulgados; porém, no geral as pesquisas mostram que o enfoque metodológico predominante utilizado é o do levantamento de dados, guiado por modelos adaptados de outras áreas do saber. E há escassez notória de pesquisas experimentais utilizando modelos da própria profissão. São frequentes citações a modelos da natureza citada em estudos teóricos.

Nota-se igualmente, uma lacuna nos relatos de estudos metodológicos que utilizam modelos conceituais, mostrando os resultados destes aplicados experimentalmente na prática assistencial, ou outra, todavia, que omitem incluir citações sobre a importância dos resultados encontrados, como parte integrante no contexto mais amplo da Enfermagem.

Enfermagem no seu todo é composta por Sistemas relacionados entre si, associados ao conjunto por inteiro; e um dos princípios básicos da hipótese de Sinergia Reflexiva de Processos apoia a ideia, de que cada ação em enfermagem faz parte do todo da Enfermagem e merece ser vista integrada no conjunto maior.

Os modelos conceituais passaram a fazer parte do mundo real já há décadas, não só como "maneira ilustrativa de serem", mas como elementos de base na dinâmica de sistematização, com o fim de servirem de referencial para a prática e teoria.

Referências Retrospectivas e Progressivas

Genericamente, modelo é uma representação simbólica de qualquer objeto ou ideia, como no caso de mapas geográficos, moldes de peças, maquetes de construção, códigos de leis, classificação de tipos constitucionais do corpo humano, esquemas de linguagem de computadores, teorias atômicas, modelos de organização humana, social, política e econômica, e incontáveis formas de expressões simbólicas.

O simbolismo ocupa papel importante, tanto nos processos dinâmicos da mente como na materialização de representações figurativas externas, das quais o modelo pode ser um exemplo. É essencial para facilitar a compreensão de pensamento a pensamento, mesmo sujeita a valores e necessidades.

A abrangência de significados dos símbolos permite atribuir à enfermagem importância considerável, pois é rica em representações dessa natureza, considerando as características amplas de ciência, arte, tecnologia, relações humanas e o papel social.

Por modelos terem conotação simbólica não são considerados como ilustrações exatas da realidade, contudo, têm propriedades diretrizes organizadas esclarecedoras e condensadas com valor importante na comunicação humana objetiva.

Modelos conceituais apesar de poderem ser minuciosos, constituem-se somente em projeção parcial e incompleta de uma realidade externa; porque não é viável produzir uma amostra idêntica da realidade.

As próprias diferenças perceptivas entre pessoas, e as mudanças do mundo real alteram rapidamente a própria realidade; e assim seriam impostas objeções naturais à aceitação cabal de qualquer modelo por mais minucioso que fosse.

O entendimento desta ideia aplica-se também ao Modelo de Organização da Enfermagem (MOE); publicação original feita em 1987, e agora, aqui exposto e descrito de forma teórica e prática, após ter sido submetido a revisões e atualizações. O MOE, apesar da aparente amplitude dos conceitos pressupõe a possibilidade da seleção de um ou mais conceitos a serem operacionalizados como sistemas em si, e ainda sendo parte do todo.

Seguindo o critério de evolução bibliográfica histórica adotada nos textos, HILGARD (1957), ao discutir sobre "sistemas em miniatura" considera, a exemplo, a opinião de psicólogos de descartarem a ambição de construir sistemas completos e terminados que abarquem todos os princípios e fatos em sua área, ao contrário procurarem desenvolver sistemas em miniatura, integrando menores segmentos do conhecimento.

DUHEM (1954) recomenda o emprego de modelos com precaução, pressupõe que, no caso de teoria científica, deveria haver um formalismo matemático sem ser preciso qualquer interpretação por meio de modelo.

Desde então, já a maioria dos autores defende o emprego de modelos como necessários às atividades humanas, sejam quais forem as suas naturezas.

A definição de modelo feita por ABBAGNANO (1970) indica ser este uma das espécies fundamentais dos conceitos científicos, e precisamente aquele que consiste na especificação de uma teoria científica que consinta a descrição de uma zona estrita. A ciência moderna generalizou a noção de modelo justamente para subtraí-la a limitações e fazê-la servir a objetivos mais extensos.

Uma visão mais versátil de modelo é apresentada por RITTER (1977), definida como um sistema ordenado e lógico de pensamento, construido não meramente através de um ato de imaginação criativa ou reflexiva, mas com base em evidência empírica, como no caso de modelos científicos ou de outra ordem.

RIEHL e ROY (1980) citam a definição de modelo apresentada por HAZZARD e KERGIN (1977), como sendo uma configuração de termos lógicos, de uma situação idealizada relativamente simples, mostrando a estrutura de um sistema original. Que um modelo passa a ser uma representação conceitual da realidade, e notadamente, não a realidade pura, mas uma forma de realidade abstrata e reconstruída.

No parecer de NEWMAN (1979), um modelo não é uma teoria, no senso estrito da palavra, mas constitui-se numa subestrutura focalizando o pensamento em uma direção especial. Afirma que numa disciplina prática (como é no caso da enfermagem) os modelos conceituais são úteis tanto para dirigir o trabalho de cientistas no desenvolvimento de teorias como no direcionamento das observações dos profissionais.

A maioria dos modelos já existentes em enfermagem fundamenta-se em teorias de outras áreas do conhecimento, mesmo que estas não apareçam claramente delineadas nos respectivos estudos.

A confirmação disto pode ser exemplificada pelo modelo baseado em outra disciplina de NEUMAN (1972), cujo título em inglês é: A Model for Teaching Total Person Approach to Patient Problems; segundo a autora o modelo possui teoricamente uma similaridade à teoria de Gestalt, a qual sugere que cada pessoa está rodeada por um espaço perceptivo que consiste de equilíbrio dinâmico.

A influência dos trabalhos de Betty Newman sobre o uso de modelos em enfermagem, bem como de outros autores de vanguarda, tem sido notória, possível de ser comprovada no histórico bibliográfico de estudos registrados até o presente.

Dando continuidade a verificação de estudos sobre Modelagem Retrospectiva e Progressiva faz-se referência ao trabalho de HORR (1992), cujo tema é "Modelo de Organização do Serviço de Enfermagem". A autora aborda a importância e a necessidade de serviços de Enfermagem organizados para que se tornem eficientes e eficazes. Propõe um modelo de organização do Serviço de Enfermagem tendo como integrantes gerais, a filosofia, os objetivos, o regimento interno e as políticas, subdivididas em estrutural-diretiva, orçamentária, de recursos humanos, de recursos matérias, de ensino, de pesquisa e assistencial.

MENDES (1997), em seu estudo, "As Práticas Profissionais e Os Modelos de Enfermagem", descreve a evolução do papel da enfermeira no contexto de prestação de cuidados, estabelecendo a ligação entre as práticas profissionais e a caracterização dos seguintes modelos: A evolução do Papel Sócio Profissional da Enfermeira, Os Modelos Conceituais de Enfermagem,

O Modelo Biomédico, Os Modelos de Enfermagem e As Práticas Profissionais como Objeto de Estudo. A conclusão refere quanto à importância de começar a eliminar a atual e tendencialmente crescente barreira ideológica que existe entre os enfermeiros professores e os enfermeiros do exercício clinico; e que se assegurasse nos contextos das práticas profissionais tempo e espaço para a análise crítica e para o pensamento reflexivo.

Uma das frases apresentadas por MENDES (1997), afirma que – **"se assegurasse nos contextos das práticas profissionais tempo e espaço para a análise crítica e para o pensamento reflexivo".** A ideia é substancialmente propícia e compatível com **o aporte teórico de *Sinergia Reflexiva*** contido no **Marco Teórico: Sinergia Dinâmica de Processos;** sendo que o modelo ferramental para guiar **a análise crítica do pensamento reflexivo** contido no Marco **é o Método Analítico Reflexivo como processo flexível e criativo.**

O "Modelo Conceitual Versus 'Modelo Oculto' para a (na) Prática da Enfermagem", é o tema do trabalho de SILVA e GRAVETO (2008); na conclusão afirmam entender, que deverão ser tornadas patentes e visíveis as dimensões ocultas dos "modelos" utilizados pelos enfermeiros, discutindo-as perante seus pares, para que possam ser analisadas, de forma mais crítica, e vistas a partir do que devem ser as verdadeiras finalidades do exercício profissional da enfermagem. Complementarmente e necessariamente, só quando os pressupostos subjacentes a cada modelo conceitual forem bem discutidos, o estudante, docente ou enfermeiro poderão aproximar-se mais de um esquema de referência desejado, já que cada um tem a sua própria concepção da profissão e modo de compreender o seu papel.

VIEIRA et al (2010), nas reflexões sobre "Um Modelo de Enfermagem como Sistema Complexo Adaptativo", afirmam que a enfermagem é caracterizada também como um sistema complexo, só que em menor tamanho, uma vez que tal serviço encontra-se inserido em um sistema complexo maior: a saúde. Assim como a saúde com sua evolução, a enfermagem hoje é vista como um sistema complexo em constante interação com outros sistemas.

Cabe aqui reforçar a ideia colocada anteriormente, de ser a Enfermagem no seu todo, composta por sistemas relacionados entre si, associados ao conjunto por inteiro. Assim, a afirmação de VIEIRA et al (2010) ao considerá-la como sistema complexo em constante interação com outros sistemas, é pertinente e atual.

Esta citação induz a pensar em mais uma razão para usar no trabalho diário os recursos de teorias sinérgicas, e de tecnologias dinâmicas operacionalizáveis; aplicadas através de métodos analíticos reflexivos, como processos flexíveis e criativos, que atendam as peculiaridades de sistemas interligados complexos.

A forma não linear de ver o mundo segundo KEMPFER et al (2010), descrito no tema, "Reflexão Sobre um Modelo de Sistema Organizacional de Cuidado de Enfermagem Centrado nas Melhores Práticas", conclui ser imperativo, para que a enfermagem mantenha-se em evolução, que esta, consiga aproximar-se do pensamento complexo, utilizando seus princípios, em suas ações cotidianas, experienciando novas abordagens.

Em outra modalidade de modelo, cujo título é "Implementação de Um Modelo de Supervisão Clínica em Enfermagem: Impacto na Organização", MONTEIRO (2014), em sua Dissertação realizada na Escola Superior do Porto, descreve que a Supervisão Clínica em Enfermagem está a assumir, em Portugal, um papel cada vez mais importante enquanto processo de melhoria da qualidade e de desenvolvimento pessoal e profissional em contexto de trabalho. Os resultados concluem que a formação é elemento fundamental para o sucesso da implementação da supervisão clínica.

RIBEIRO et al (2016) no estudo, "Modelos de Prática Profissional de Enfermagem: Revisão Integrativa da Literatura" compartilham a seguinte conclusão: foi sendo unânime a ideia de que o desenvolvimento e posterior implementação dos modelos de prática profissional de enfermagem têm consequências positivas para os clientes, bem como para os enfermeiros. O fato dos estudos já efetuados confirmarem que os modelos de prática profissional tem fomentado ambientes que promovem uma prática profissional de enfermagem de qualidade, torna ainda mais premente o seu desenvolvimento e implementação.

O significado de teoria e modelo é exposto por TTHOMPSON (2017). A teoria descreve o que enfermeiros fazem e que efeitos podem ser esperados como resultado; explicam e predizem do que consistem os fenômenos em enfermagem. Além de outras características, a teoria serve para guiar a prática, construir a ciência da enfermagem, a pesquisa e a prática do ensino, e não são provadas, somente testadas. O modelo conceitual é o ponto de partida para muitas teorias – apesar de que nem todas as teorias começaram como modelos conceituais e nem todos os modelos conceituais tornaram-se teorias; um modelo conceitual pode também ser originado de uma teoria; pode ser entendido como um estágio inicial do desenvolvimento de uma teoria. Um modelo conceitual, frequentemente é demonstrado como uma figura ou diagrama contendo os conceitos conectados por símbolos.

Segundo Powell-Morse (2017), apesar do nome – "modelos conceituais", estes não são meramente "conceituais", pois são frequentemente usados em cenários do mundo real; considera o rápido desenvolvimento na aplicação, e a vantagem de ser reformulado.

Neste livro são salientadas amplamente as vantagens do uso de modelos conceituais para trabalhar com processos operacionais de sistemas, os quais favorecem a comunicação e interação entre pessoas e a visualização simplificada do todo a conhecer.

Cabe lembrar que modelos conceituais mostram somente uma visão parcial da realidade; por tal razão tornam-se desvantajosos quando usados sem flexibilidade a ajustamentos das necessidades encontradas, e sem definir conceitos específicos a cada objetivo. O uso indiscriminado, sem haver uma orientação ao conhecimento devido de como trabalhar com tal sistema, induz a possibilidade de atritos interpessoais, conflitos, e à falta de satisfação e realização pessoal, além de alterar a qualidade da assistência de enfermagem e os resultados esperados. Um modelo é uma ferramenta útil a ser selecionada para uso, em função de ser feita uma análise reflexiva sobre a aplicabilidade.

Referências Bibliográficas

Abbagnano N. Dicionário de filosofia. São Paulo: Editora Mestre Jou; 1970.

Duhem PMM. The aim and stucture of physical theory. New Jersey: Princetown University Press; 1954.

Hazzard ME, Kergin DJ. An overview of system theory. Nurs Clin North Am. 1971; 6(3).

Hilgard ER.Introduction to psychology.2nd ed. New York: Harcourt Brace; 1957.

Horr L. Modelo de organização do serviço de enfermagem. Rev Gaucha de Enferm. 1992 Jul; 13(2):36-41. [acesso 28 de Janeiro de 2018]. Disponível em: seer.ufrgs.br/RevistaGauchadeEnfermagem/article/view/4000.

Kempfer SS, Birolo IVB, Meirelles BHS, Erdmann AL. Reflexão sobre um modelo de sistema organizacional de cuidado de enfermagem centrado nas melhores práticas. Rev Gaucha d]e Enferm. 2010 Set; 31(3):562-6. [acesso 29 de Janeiro de2018]. Disponível em: seer.ufrgs.br/RevistaGauchadeEnfermagem/article/view/10776.

Mendes JMG. As práticas profissionais e os modelos de enfermagem. Rev Servir (Évora). 1997; 45(1):1-10. [acesso 31 de Janeiro de 2018]. Disponível em: https://dspace.uevora.pt/rdpc/bitstream/.../1/Artigo%20Rev.%20Servir%201997.

Monteiro ESP. Implementação de um modelo de supervisão clínica em enfermagem: impacto na organização. Dissertação (Mestre em Enfermagem). Porto: Escola Superior de Enfermagem do Porto; 2014. [acesso em 28 de Janeiro de 2018]. Disponível em: https://comum.rcaap.pt/.../Implementação%20de%20um%20Modelo%20de%20SCE.p...

Neuman B. A model for teaching total person approach to viewing patient problems. Nurs Res. 1972 May; 21(3):264-9. [acesso 1985 e 08 de Abril de 1919]. Available from: https://www.researchgate.net/.../18683979_A_Model_for_Teachi...

Newman MA. Theory development in nursing. Philadelphia: F. A. Davis; 1979. 433.

Powell-Morse A. Conceptual models: what are they and how can you use them? 2017;1-3. [acesso 07 de Fevereiro de 2018]. Disponível em: https://airbrake.io/blog/sdlc/conceptual-model.

Ribeiro OMPL. Modelos de prática profissional de enfermagem: revisão integrativa da literatura. Rev Enferm Refer. 2016 Jul/Ago; 4(10):125-133. [acesso 31 de Janeiro de 2018]. Disponível em:

www.scielo.mec.pt/pdf/ref/vserlVn10/serlVn10a14.

Riehl JP, Roy C. Conceptual models for nursing practice. 2nd ed. New Yourk: Apleton--Century-Crofts; 1980.

Ritter OR. Estudos em ciência e religião. São Paulo: Instituto Adventista de Ensino; 1977;1.

Silva MA, Graveto J. Modelo conceptual versus "modelo oculto" para a (na) prática de enfermagem. Rev Pensar Enfermagem (Lisboa). 2008 2nº Semestre; 12(2):67-70. [acesso 01 de Março de 2018]. Disponível em:

pensarenfermagem.esel.pt/files/2008_12_2_67-70.

Thompson CJ. What is a theoretical framework or conceptual model? [online]. 2017;1-3. [acesso 07 de Fevereiro de 2018]. Available from:

https://nursingeducationexpert.com/theoretical-framework-concep...

Vieira M, Klock P, Costa R, Lorenzine-Erdmann A. Um modelo de enfermagem como sistema complexo adaptativo [online]. Rev Aquichan (Bogota). 2010:1-5. [acesso 28 de Janeiro de 2018]. Disponível em:

aquichan.unisabana.edu.co/index.php/aquichan/article/view/1520/1965.

Capítulo 10

O Modelo de Organização da Enfermagem

A Natureza do Modelo

Modelos são formados inicialmente pela idealização dos conteúdos específicos a uma área do conhecimento, adequados à configuração lógica de termos, conceitos ou símbolos, que encerrem princípios básicos, com a função de acionarem os mecanismos processadores dos sistemas. Um modelo é a representação de um ou mais sistemas.

E pensando no significado dos modelos como esquemas facilitadores para atender as expectativas dos profissionais de enfermagem, nesta obra, está sendo apresentado o Modelo de Organização da Enfermagem (MOE), cuja primeira versão foi editada em 1987; e agora, após ter sido submetido a revisões e adaptações passou a integrar o Marco Teórico: Sinergia Dinâmica de Processos.

O MOE se classifica como padrão de referência composto pelo conhecimento contido nos conceitos que representam os respectivos sistemas. Figurando como um dos componentes constituintes do Marco Teórico, cuja caracterização pode ser vista no Capítulo 3, sob o título, Essência Conceitual do Marco Teórico.

Além de atribuir ao MOE a base teórica citada, constam outros aportes teóricos relacionados aos seus sistemas conceituais.

Mais uma característica significativa, quanto às praticas de enfermagem, é que estas são levadas a efeito através de processos operacionais de trabalho; mediante a utilização dos recursos teóricos, técnicos, cognitivos, artísticos, metodológicos, materiais, interpessoais e toda a multiplicidade de meios disponíveis contidos na filosofia do enfoque Holístico.

Vale mencionar que modelos estão sujeitos a prováveis parcialidades, portanto são passíveis de reavaliações, modificações e ajustes teóricos, conceituais e metodológicos.

Esforçar-se para estimar tudo o que se poderia mudar ou adicionar ao MOE, bem como todas as suas possíveis vantagens, desvantagens e finalidades, seria uma pretensão inviável no presente; pois há a expectativa de que com o tempo ocorra frutificação de novas repercussões documentadas, do mesmo modo que ocorreu desde a edição do Modelo de Organização da Enfermagem em 1987.

A busca de diversificadas interpretações feitas por outros ângulos de abordagem afigura-se como uma indispensável tarefa futura.

Pensando por outro prisma é propicio comentar sobre uma tendência na atualidade de hipertrofiar a enfermagem como ciência. Fato observável pelas tentativas feitas para provar quase todas as ações pelo uso de métodos científicos. Exemplificando, há estudos procurando provar metodologicamente a eficácia do toque humano como técnica terapêutica, enquanto, a própria prática simples e natural, de mostrar interesse participativo e de "tocar" com respeito, quando adequado, tende a se tornar cada vez mais impessoal. O toque terapêutico médico e de enfermagem, práticas históricas para identificar doenças ou trazer alívio, tem sido comumente substituído por monitores mecânicos, interfones, controles remotos, comandos automatizados à distância, mecanismos "serviçais" robotizados, delegação de atribuições transmitidas via programas computadorizados e não via relacionamento interpessoal. A própria prática de fazer o exame físico é substituída frequentemente por perguntas resumidas, de modo impessoal.

Portanto, o uso de modelos de trabalho precisa ser avaliado sob uma análise reflexiva crítica, procurando encontrar uma forma construtiva e eficiente de seleção destes, que leve em conta a adequação às necessidades encontradas e condições de trabalho.

O emprego indiscriminado de modelos e métodos pode tonar-se tarefa desinteressante e sem viabilidade prática. Porque a dinâmica de processos sistêmicos do MOE está essencialmente fundamentada nos princípios de operacionalidade das inter-relações humanas, conceituais e de fatos ou fenômenos. Por isto, a funcionalidade da aplicação de todos os processos, bem como a expectativa dos resultados a serem alcançados, depende de quais conceitos do Modelo selecionar para guiar o trabalho, e como utilizar os Métodos condizentes, segundo as necessidades e condições identificadas. Assim sendo, a dinâmica operacional dos sistemas do Modelo requer regras e tecnologia seletivas para cada condição de estudo, pesquisa ou atividade prática.

A história mostra que o tempo propicia circunstâncias capazes de influenciar interpretações, conceitos e realidades. Resta acompanhar a evolução dos novos eventos relativos aos resultados da aplicação do Modelo de Organização da Enfermagem, em sinergia dinâmica de processos operacionais de trabalho, conjuntamente aos demais componentes do Marco Teórico.

Em síntese, o MOE é uma estrutura simbólica de conhecimentos e concepções, ou seja, consiste de padrão conceitual, em visão panorâmica esquematizada de termos interdependentes dispostos de forma ordenada, coordenada e sequencial, baseados em princípios, conceitos e fenômenos ilustrativos das bases teóricas/práticas e práticas/teóricas da enfermagem; cujo enfoque, no que diz respeito aos conceitos humanos é o Holístico. O MOE é um agregado de Sistemas, sendo aferida aos processos operacionais a função simulada de Inter-Relação Retroativa Dinâmica. Sentido este, aplicado igualmente aos procedimentos realizados por indivíduos interagindo entre si e com os indivíduos alvo da atenção, e na gestão criativa de conhecimentos e dos recursos cabíveis a execução dos processos. De acordo com a filosofia ideológica de cada contexto.

Estrutura do Modelo de Organização da Enfermagem

O MOE ilustrado no Mapa Conceitual 2 é uma alternativa de ferramenta gráfica composta por um conjunto de "caixas", onde estão inseridos conceitos representativos de conhecimentos, expressos por palavras condizentes com a essência dos conteúdos.

A apresentação do MOE na forma de Mapa Conceitual serve para facilitar a consulta rápida de um acervo, consideravelmente concentrado de saberes, e localizar categorias diferenciadas da enfermagem; ajudar na compreensão inicial concisa dos conceitos; dirigir a atenção no sentido cognitivo e didático, antes de ser feita a leitura das definições dos conceitos; favorecer o aprendizado; organizar o raciocínio reflexivo à consulta, partindo primeiro do todo e depois para o específico; mostrar simbolicamente a visão de um grande sistema composto por sistemas operacionais de trabalho; e favorecer ao olhar atento, na escolha de quais conceitos selecionar para utilização na prática dos procedimentos operacionais de: estudo, pesquisa, atividades assistenciais, administrativas, educativas e tecnológicas; identificar termos que sirvam de base para compor definições amplas.

E como o MOE é parte integrante do Marco Teórico: Sinergia Dinâmica de Processos, no sentido de Inter-Relação Retroativa de processos de trabalho, pressupõe-se a possível fundamentação nos princípios deste ou de outros aportes teóricos.

Portanto, o MOE faz parte de uma sistemática de operacionalidade conjunta de preceitos teóricos e práticos. Incluindo os recursos ferramentais do Método Analítico Reflexivo e do instrumento Ferramenta de Base.

O esquema panorâmico do MOE ilustrado no Mapa Conceitual é único, pois foi elaborado como sugestão de mais uma modalidade de trabalho, para ser usado em múltiplas funções, por diferentes indivíduos em contextos multidisciplinares; sendo que **cada usuário poderá alterar ou adicionar a esse sistema de trabalho como desejar, mediante as devidas citações documentadas.**

O Mapa é representado por **Submodelos, nomeados: MA, MB, MC, MD, ME, MF, MG,** para facilitar a fluência do raciocínio lógico no entendimento dos sistemas processuais.

E por categorias dinâmicas de conceitos, intitulados: **Gêneros, Referenciais, Atributos, Fenômenos, Condutos, Competências e Encargos.**

As setas vistas no modelo mimetizam a tentativa de inferir conotação de "movimento, energia e força" entre os conceitos (sistemas); e de modo figurativo não explicitado, também às ações exercidas pelos profissionais para ativar a funcionalidade dos processos de trabalho usando o Modelo. As setas fazem o papel simbólico de dinâmica interativa.

O MOE é considerado um instrumento para uso operacional prático direto, e não somente como recurso consultivo ou informativo; pois, o trabalho realizado com este prevê a aplicação conjugada de técnicas, métodos, preceitos teóricos, quanto ao entendimento das questões encontradas na realidade que precisam de atendimento.

A seguir é apresentado o Mapa Conceitual 2, mostrando a representatividade do Modelo de Organização da Enfermagem; ilustrado de forma a facilitar a visualização do todo, bem como de amostra simbólica das partes conceituais.

Em próximos capítulos serão descritos os termos e conceitos do MOE e sugestões de procedimentos práticos de trabalho.

Funções Estruturais do Modelo de Organização da Enfermagem

Ao observar o MOE a primeira impressão é a de estar vendo uma imagem parada, fixa ou inerte; contudo, a inclusão no desenho, de linhas com setas horizontais, verticais e oblíquas, e linhas segmentadas no entorno de caixas retangulares, indicam simbolicamente propriedades dinâmicas de interação a todas as sequências de termos conceituais representativos dos processos sistêmicos.

ENFERMAGEM: SINERGIA DINÂMICA DE PROCESSOS 85

MAPA CONCEITUAL 2 – MODELO DE ORGANIZAÇÃO DA ENFERMAGEM: SINERGIA

SUB-MODELOS	GÊNERO (2)	REFERENCIAIS (3)	ATRIBUTOS (4)	FENÔMENOS (5)	CONDUTOS (6)	COMPETÊNCIAS (7)	ENCARGOS
M A 1	VIDA	LEIS MORAIS	VALORES IDEOLOGIA	BEM x MAL	ESPIRITUALIDADE	ÉTICA PRINCÍPIOS	ASSISTÊNCIA PSICO-ESPIRITUAL
M B 1	UNIVERSO	LEIS NATURAIS	CIÊNCIA TEORIA FORMAS	SABER x IGNORÂNCIA	MODELO MÉTODO	PESQUISA SISTEMÁTICA	INTERVENÇÃO
M C 1	POVOS	MORES	HISTÓRIA	PAZ x CRISE	EDUCAÇÃO	ESTUDO APRENDIZADO	ENSINO
M D 1	INSTITUIÇÃO	CONJUNTURA	EXPECTATIVAS	SEGURANÇA x RISCO	ADMINISTRAÇÃO	ORGANIZAÇÃO PLANEJAMENTO	GESTÃO
M E 1	GRUPO	DIREITOS DEVERES	POTENCIALIDADES	PROGRESSO x ATROFIA	ARTE TECNOLOGIA	ATRIBUIÇÕES	REALIZAÇÃO
M F 1	INDIVÍDUO	MENTE PERSONALIDADE	ATITUDES INTENÇÕES	EQUILÍBRIO x DESEQUILÍBRIO	COMPORTAMENTO	RECIPROCIDADE	ASSISTÊNCIA PSICOSSOCIAL
M G 1	ORGANISMO	VISÃO HOLÍSTICA CONSTITUIÇÃO	NECESSIDADES BÁSICAS	SAÚDE x DOENÇA	RECURSOS	PRESERVAÇÃO REPARAÇÃO	ASSISTÊNCIA PSICOBIOLÓGICA

DINÂMICA

Portanto, a motilidade mimética da estrutura do MOE através de sinais geométricos, lembra as características da Figura do Domo Geodésico Análogo como padrão ilustrativo do Marco Teórico: Sinergia Dinâmica de Processos; projetando a todos os elementos do Mapa Conceitual significados de Inter-Relação Retroativa Dinâmica, inclusive a aqueles referentes às atribuições operacionais de trabalho realizadas por pessoas, as quais se constituem nos gestores do Plano Mestre Global.

Assim sendo, com base nesses princípios, **os conceitos análogos a sistemas** inseridos nas caixas, encontram-se posicionados em sequência, seguindo **o critério de dimensão funcional linear de interdependência, no sentido horizontal e vertical**. A seguir há um comentário sobre a qualificação de "horizontal e vertical", quanto ao **posicionamento** dos conceitos, respeitando as inter-relações retroativas entre as partes e o todo.

Função Horizontal

Os conceitos dos submodelos classificam os sistemas organizacionais em estados similares de funções e interdependências. Definem os valores, deveres, ou níveis de conceitos segundo os atributos ou elementos básicos, em categorias direcionais semelhantes. Representam sistemas e processos com equivalência de generalidade, contudo, relacionados com o todo. Têm a mesma natureza na relação entre os sistemas lineares, o que ajuda na utilização da aplicação prática.

Função Vertical

Apresenta hierarquia na dimensão vertical. Ordem de subposição na escala dos submodelos. O funcionamento indica subordinação de conceitos. Processos com ordenação nas funções estruturais. Processos diferentes controlados pela mesma categoria ou conceito superior. Maior focalização em conteúdos específicos, contudo, relacionados com o todo, inclusive em sentido transversal.

Fontes Consultadas

Palavras Chave: Modelagem, Modelos de Organização, Mapeamento, Processos, Gestão do Conhecimento, Gestão em Saúde, Comunicação e Ciência da Enfermagem, Assistência.

Carvalho EC. Enfermagem e comunicação: a interface. Tese (Livre Docência e Enfermagem). Ribeirão Preto: Universidade de São Paulo; 1989. 1-54.

Daniel LF. Enfermagem: Modelos e processos de trabalho. São Paulo: Editora Pedagógica e Universitária; 1987. 117.

Jannuzzi CSC, Falsarella OM, Sugahara CR. Gestão do Conhecimento: um estudo de modelos e sua relação com a inovação nas organizações. Perspectivas em Ciência da Informação. 2016 Jan/Mar; 21(1):97-118. [acesso 03 de maio de 2019]. Disponível em: www.scielo.br/pdf/pci/v21n1/1413-9936-pci-21-01-00097.

Kasper M. Teorias de enfermagem. Disciplina história e ética. [online]. 2013. [acesso 15 de Agosto de 2017]. Disponível em:

https://prezi.com/v-pOfvo_rfag/teorias-de-enfermagem/.

Marin V, Nodari CH, d'Ávila AAF, Ganzer PP, Guimarães LGA, Reis ZC et al. Processo de Trabalho em saúde um estudo no setor obstétrico de um Hospital da Serra Gaúcha. Convibra. 2015. [acesso 09 de Setembro de 2016]. Disponível em:

www.convibra.org/dwp.asp?id=11375&ev=90.

Medeiros I, Gutierrez R. O Mapeamento de processos como fator de melhoria da gestão acadêmica de uma Universidade Federal. XI Congresso Nacional de Excelência em Gestão. 2015. [acesso 03 de Maio de 2019]. Disponível em:

www.inovarse.org/filebrowser/download/8174.

Rodrigues DAV, Bisinotto GA. Análise de sistemas de serviços de saúde: um estudo comparativo. Rev Mecatrone. 2017; 2(1): 1-11. [acesso 03 de Maio de 2019]. Disponível em: www.revistas.usp.br/mecatrone/article/download/137956/135662/.

Santana RM. O cuidado colaborativo como dispositivo de promoção da integralidade da atenção à saúde. Tese (Doutor em Ciências). Ribeirão Preto: Universidade de São Paulo; 2014. 201. [acesso 06de Junho de 2018]. Disponível em:

www.teses.usp.br/teses/disponíveis/...20022015.../RICARDOMATOSSANTANA.

Thofehrn MB, Traversi MS, Muniz RM, Duarte AC, Leite MP. O processo de Enfermagem no cotidiano dos acadêmicos de enfermagem e enfermeiros. Rev Gaúcha Enferm.1999 Jan; 20(1):69-79. [acesso17 de Julho de 2016]. Disponível em:

www.seer.ufrgs.br/RevistaGauchadeEnfermagem/article/viewFile/4222/2232.

Capítulo 11

Mapa Conceitual 2 do Modelo de Organização da Enfermagem – Módulo 1

Descrição de Conteúdos

O Modelo de Organização da Enfermagem (MOE) consiste em padrão referencial destinado ao plano singular da enfermagem, no enfoque Holístico. Contém uma estrutura formada por categorias de conceitos, baseados em princípios, representativos dos sistemas aos quais são equivalentes. Denominados simbolicamente por palavras ou termos com a propriedade implícita de integrarem significados relativos aos conhecimentos e concepções afins.

O MOE é apresentado de modo figurativo no Mapa Conceitual 2 exposto no Capítulo 10; favorecendo a delimitação visual instantânea do conteúdo e do entendimento de cada parte, bem como do todo.

No Mapa, os termos encontram-se dispostos em, de forma panorâmica, seguindo uma sequência racional, esquemática, organizada, ordenada e coordenada; levando em conta a natureza teórica/prática e prática/teórica do plano singular de organização da enfermagem.

Já que o MOE, em si próprio, não mostra as características de implementação ou uso na prática, o Mapa passa a ter o papel estratégico de ferramenta sugestiva para promover a operacionalização dos procedimentos, seguindo os princípios de Inter-Relação Retroativa, apoiados no suporte teórico, intitulado Sinergia Dinâmica de Processos.

No contexto do Marco Teórico proposto na obra, o MOE e o Método Analítico Reflexivo tem propriedades complementares inter-relacionadas; tanto do ponto de vista teórico, como para realizar ações no emprego de técnicas de trabalho que promovam o funcionamento operacional dos processos.

Isto posto, torna-se indispensável e necessário conhecer os significados dos conceitos antes de proceder à utilização dos mesmos; tarefa a ser expandida no uso prático.

Cabe mencionar que neste momento o processo descritivo dos termos é somente uma tentativa esclarecedora parcial, quanto às conotações dos conceitos. A formulação de definições conceituais específicas para compor trabalhos de pesquisa ou outros, sempre será requisito inevitável, pois cada palavra, de qualquer objetivo, requer criteriosa definição de significados; para que a coleta de informações, a mensuração e tratamento dos dados possam ser considerados fidedignos, assim como mencionado anteriormente nestes escritos. Ao ser realizado um estudo, é possível ser preciso adicionar novos termos ao Modelo – mais uma razão para fazer a descrição pertinente dos termos.

Não é objeto da obra descrever a Enfermagem, em virtude da multiplicidade disponível de definições existentes e das interpretações aferidas individualmente a mesma. Parece não haver conceito pleno entre os variados modos de visualiza-la. É possível encontrar para consulta temas sobre o assusto na literatura de Enfermagem.

A Enfermagem e o MOE

O MOE mostra um aspecto sugestivo da Enfermagem através do plano organizacional da enfermagem. Sendo que o termo "Organização" neste contexto recebe o significado da forma lógica de estruturar os conceitos representativos dos sistemas equivalentes, segundo: os princípios de Inter-Relação Retroativa Dinâmica e dos processos operacionais do trabalho; a inserção da enfermagem no universo e sociedade; as atribuições dos profissionais; parâmetros teóricos/práticos e práticos/teóricos; a visão Holística de necessidades básicas e dos relacionamentos interpessoais; normas de trabalho coordenado entre pessoas; o respeito às leis morais e naturais; a adequação às conjunturas e ideologias; a observação da evolução histórica dos acontecimentos; dos requisitos da enfermagem relacionados a outras profissões e contextos afim; e as ações necessárias para obter recursos e para alcançar objetivos. Esgotar o tema é inatingível.

O Enfoque Holístico

O enfoque Holístico diz respeito à relação entre acontecimentos, situações, reações, influências ambientais e fenômenos, ou seja, a relação entre as partes, e destas com o todo. No caso dos conceitos ligados aos componentes das necessidades básicas, significa que a pessoa deve ser atendida visando o conjunto destas e a relação entre cada componente psicobiológico, psicossocial e psicoespiritual, com o todo. O trabalho desenvolvido desta maneira facilita o relacionamento interpessoal, pois os sistemas como um todo determinam o funcionamento das partes, sejam quais forem.

Marco Teórico – MOE – Sistemas

Antes de descrever os conceitos é preciso situar o MOE no contexto do Marco Teórico: Sinergia Dinâmica de Processos, e este entendido a exemplo, na visão classificatória de STEVENS (1979); que segundo as suas explanações, uma teoria completa em enfermagem contém **contexto, forma e processos** (exposto no Capítulo 3).

O **contexto** seria como o plano de fundo onde os elementos estão colocados. Por analogia, no Marco é onde se situam os componentes constituintes. No Mapa do MOE, a **forma** é determinada pelas categorias dos Sistemas e Submodelos destes, vistas no sentido vertical. E no sentido horizontal podem ser equalizados os **processos**.

Categorias de Sistemas do MOE

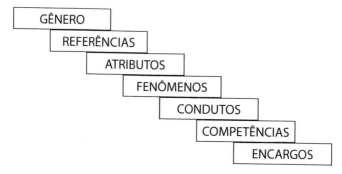

GÊNERO: O papel que os conceitos representam segundo as características peculiares e a origem; o que constitui a existência de algo em sua essência; o que qualifica segundo a natureza; conjunto de ideias que identificam uma entidade, a forma, a espécie, o tipo e agrega em si as particularidades de classificação; similitudes em comum; âmago.

REFERENCIAIS: Estrutura idealizada na qual é possível realizar a observação de fenômenos, bem como descrevê-los e formular padrões e sistemas interligados; agrupados de componentes que formam sistemas e modelos; são marcos identificadores.

ATRIBUTOS: Elementos que definem uma estrutura; características, qualidades, particularidades, traços, faculdades, predicados, singularidades, símbolos distintivos, acrescenta sentido de qualidade; conceito de propriedade.

FENÔMENOS: O que é objeto de estudo, experiência, de verificação de fatos, acontecimentos, processos, circunstâncias e são passíveis de observação e descrição; transformações, mudanças, diversidades, alterações reativas,

CONDUTOS: Meios para levar a efeito os processos; condições, recursos e estratégias operacionais para chegar a determinado fim, ou para realizar e completar a gestão de projetos ou processos; utilização de diretrizes; intervenção humana; arte, tecnologia, conhecimento; uso de predicados humanos.

COMPETÊNCIAS: Qualificações e capacidade para realizações; aquisição de atributos; habilidade para usar a inteligência, o raciocínio, o saber, ética, princípios fundamentais; formação profissional e pessoal para aplicar à teoria e à prática; formação para usar a personalidade e a reciprocidade nas relações humanas; conhecimento e utilização de recursos para intervir e promover o atendimento das necessidades básicas das pessoas.

ENCARGOS: Responsabilidades; levar a efeito; praticar; realizar; intervir; fazer; executar; aplicar conhecimentos; desenvolver autoeducação; criar; ativar processos.

Sistemas – Submodelos do MOE: Conceitos

M A 1 – VIDA

Pensar em questionamentos que não podem ser explicados simplesmente pelo saber científico induz voltar a atenção à crença de ordem transcendental, de fé e esperança.

O histórico da literatura mundial relata que certos cientistas famosos revelaram a crença em Deus, como entendimento verídico para eles; reconhecendo que nem todo o conhecimento é possível ser adquirido, somente pela razão e por normas metodológicas.

Nesta obra, bem como nas anteriores, é expressa a convicção da autora de um tipo de código ideológico de crença, fundamentado na plenitude dos princípios Criacionistas descritos no notório livro, a Bíblia; segundo o qual, a origem da Vida e do Universo é atribuída a Deus, nos aspectos, desde o "princípio", até a contínua influência mantenedora e restauradora de tudo o que existe.

Quanto à perspectiva citada é reconhecido o fato de haver também outras diversidades ideológicas sobre vida, mundo e Universo; assim, com a consciência desta realidade, a seleção e aplicação dos conceitos propostos na obra, podem ser ajustadas segundo a crença e o interesse dos profissionais e as necessidades das pessoas atendidas.

M A 2 – LEIS MORAIS

No conceito de vida aqui expresso está implícita a inclusão do conhecimento de origem das Leis Morais, fonte dos códigos de ética. As Leis Morais indicam diretrizes, e através da consciência o homem tem o predicado da liberdade em tomar decisões, para o bem ou para o mal. O conceito de vida inclui a misericórdia Divina, e a fé para o viver, e para guiar as escolhas constantes da existência. A moralidade tem a ver com dignidade e respeito.

M A 3 – VALORES E IDEOLOGIA

Valores tem significado relativo ao grau de importância qualitativa, quantitativa e hierárquica dada a cada concepção pessoal; os valores incorporam-se às crenças das pessoas atribuindo conceitos exclusivos aos pressupostos destas. Os valores estão presentes nas ideias de qualquer ser humano, seja no plano do consciente ou do inconsciente, existindo variações segundo os fatores formativos das pessoas.

Valores referem-se a padrões, princípios, moral, normas, regras, convicções, opiniões, concepções, importância, relevância, mérito, valia, merecimento.

O conceito de ideologia é amplo e diversificado segundo o contexto a que se refere. Contudo, pode ser resumido como conjunto de ideias, valores, costumes, pensamentos e doutrinas ou visões de mundo de um indivíduo ou grupo. Representativo de aspirações, intenções e crenças. Ciência sobre como as ideias são formadas, quanto à origem e aplicação na teoria e prática. Ideologia, no livro, sugere conotação de sistema e processo.

M A 4 – BEM X MAL

No contexto deste estudo, fenômenos relativos ao bem e ao mal indicam as reações ou os fatores antagônicos que podem levar a variar, positiva ou negativamente, as ações e os resultados; fenômenos alterantes estão presentes em qualquer situação.

Os processos conflitantes fazem parte de cada instante da vida, como forças ou ideias controvertidas, as quais condicionam o indivíduo à reflexão, ao uso do senso de valores e à seleção de alternativas de pensamento e ação entre o bem ou o mal.

M A 5 – ESPIRITUALIDADE

Entre as necessidades básicas encontram-se as psicoespirituais, em conjunto às psicobiológicas e psicossociais.

A espiritualidade está integrada inseparavelmente ao ser humano vivente, pois, segundo a ideologia exposta neste estudo, foi instilada por Deus no homem. Mesmo quando o homem não aceita a existência de Deus reconhece que, principalmente em momentos de profunda angústia, a força e o poder pessoal não são suficientes para garantir plena segurança interior; então sente um desejo indomável de encontrar "algo" mais forte do que si mesmo, na ânsia de suprir as suas deficiências e fragilidade.

Os efeitos benéficos obtidos pela prática da religiosidade tem sido comprovados através de pesquisas metodológicas, tanto em relação às pessoas atendidas, como quanto aos que prestam o atendimento. A espiritualidade pode ser cultivada, também pela religiosidade.

A fé, a crença, a esperança e os valores da filosofia de vida podem ser desenvolvidos também pela religiosidade; estas qualificações espirituais e morais preparam o espírito para expressar amor, afeto, bondade, respeito, honestidade, interesse, reciprocidade e para realizar trabalhos físicos ou intelectuais. Em face ao sofrimento, a capacidade de compreensão e empatia por parte dos profissionais pode ter efeitos terapêuticos.

M A 6 – ÉTICA E PRINCÍPIOS

Tendo em vista que toda e qualquer contribuição científica ou técnica na enfermagem é feita sobre tudo com a intenção de beneficiar pessoas, há parâmetros a considerar indispensáveis, como a exemplo dos deveres éticos e dos princípios morais, para validar um empreendimento desse gênero. Qualquer organização e trabalho humano é parte do universo cósmico, o qual é movido e sustentado por leis naturais e morais.

M A 7 – ASSISTÊNCIA PSICOESPIRITUAL

Na categoria Encargos encontra-se citada a Assistência de Enfermagem Psicoespiritual, que funciona em conjunto à Assistência Psicobiológica e à Assistência Psicossocial, no enfoque Holístico.

O tema sobre a Assistência Psicoespiritual tem atraído à atenção de profissionais de Enfermagem, bem como de outros profissionais da saúde, notada pelo relato de estudos de pesquisa, pela divulgação documentada de experiências práticas e pela apresentação de Dissertações e Teses.

Os achados e dados encontram-se amplamente disponíveis nas relações bibliográficas.

Os membros da equipe de enfermagem não tem o poder de suprir todas as necessidades espirituais das pessoas, porém, podem prover conforto, orientação e apoio. Ouvir, escutando com empatia pode ajudar pessoas a se fortalecerem espiritualmente.

M B 1 – UNIVERSO

A totalidade do que existe no tempo, espaço, no mar e na terra, incluindo seres viventes, bem como todas as formas de energia e matéria. Considerando sobre tudo a influência Divina operando na totalidade do Universo.

M B 2 – LEIS NATURAIS

A totalidade das leis que regem o Universo e tudo que há neste.

M B 3 – CIÊNCIA, TEORIA, FORMAS

O significado de CIÊNCIA pode ser usado em vários sentidos; no caso das ciências abstratas, formais ou empíricas; ainda como conhecimento sistemático, ou acumulado, ou como forma metodizada para obter o conhecimento através da observação; é o conjunto de conhecimento adquirido pela experiência ou introspecção; pesquisa e explicação de determinadas categorias de fenômenos e fatos, e formulados metódica e racionalmente.

A ciência é apresentada pela explicação de determinadas categorias de fenômenos e fatos. Esclarece a dinâmica de elementos ou ingredientes básicos para poder entender os objetos de observações, experiências, processos e de formas analógicas aos elementos.

O histórico da Enfermagem mostra notório desenvolvimento científico. Mas como a enfermagem depende necessariamente de inúmeras outras ciências, derivam-se daí desafios provocativos, na crescente busca por características próprias, e ao mesmo tempo consoantes aos requisitos essenciais da vida, segundo suas leis naturais e morais.

TEORIA na ciência é formada por elementos característicos como: evidências, premissas, proposições, perguntas, hipóteses, regras, leis, conceitos inter-relacionados, projeção de visão sistêmica dos fenômenos, teses, previsões, formas representativas, conjunto de princípios fundamentais.

Torna-se essencial diferenciar teoria na ciência com as características citadas, e conhecimentos de natureza original e distinta desenvolvidos através de raciocínio crítico e metodológico, e como resultado da maturação extensa de ideias; portanto diferenciar, com o conjunto de conceitos científicos ou teóricos baseados em princípios, os quais são utilizados no caso de trabalhos de estudantes, ou nos estudos e procedimentos práticos dos profissionais, aplicados a problemas e questões de interesse acadêmico.

FORMAS, neste contexto pode significar: aparência, feitio, aspecto, representatividade, resultado de configuração de partes, limites exteriores, esquematização, formato, figura, desenho, modo de expressão do conhecimento abstrato, conformação, simbolismo por meio de números e traços, logotipos, imagens ilustrativas.

M B 4 – SABER X IGNORÂNCIA

Entre os fenômenos alterantes, possíveis de poderem ocorrer de modo antagônico encontram-se o SABER, que significa, conhecer, entender, alcançar, atingir, ser capaz de conseguir, ter potencial, cultura, educação, discernimento; e a IGNORÂNCIA, que significa, desconhecimento, incultura, incompetência, decadência, sem noção de funcionalidade, sabedoria ou instrução, obscurantismo, rudez, incivilidade, sem polimento, insciência.

M B 5 – MODELO, MÉTODO

MODELO pode ser considerado um padrão, amostra, molde, imagem, signo figurativo, norma, configuração de sistema ordenado, aquilo que serve de tipo a ser imitado, é representação simbólica de qualquer objeto ou ideia, serve de base para avaliação de qualidade; a ênfase não está na forma do modelo ou paradigma, mas sim nos conteúdos, na explicação dos fenômenos e nas expectativas dos usuários, no significado das suas substâncias e nas inter-relações dos conceitos e conteúdos; a validade prática do modelo esclarece quanto a possível exequibilidade, operacionalidade, legibilidade, utilidade.

MÉTODO pode ser considerado como procedimentos, passos a seguir, estratégias, sequência organizada de componentes diretrizes, processo organizado lógico, sistemático de pesquisa, meio ordenado a seguir através de etapas, instrumento ou ferramenta com elementos que determinam a ordem a seguir na busca do conhecimento, forma regrada a seguir para desenvolver uma intenção ou investigação para realizar algo segundo um plano e princípios; método científico é o conjunto de etapas seguidas por uma ciência para alcançar conhecimentos válidos, podendo ser verificados por instrumentos fiáveis; na abordagem sistêmica o método é relevante.

M B 6 – PESQUISA, SISTEMÁTICA

PESQUISA é a investigação sistemática que utiliza métodos científicos ordenados e organizados com o fim de esclarecer duvidas questões e problemas. Processo para a construção do conhecimento humano, gerando novos conhecimentos. A pesquisa científica é um dos elementos essenciais para a evolução da enfermagem. Através da pesquisa o conhecimento é ampliado e atualizado; podendo chegar a novas teorias e ao desenvolvimento da prática, bem como ao aperfeiçoamento da compreensão de questões básicas sobre as necessidades humanas e da vida.

SISTEMÁTICA, neste contexto, o termo é aplicado ao conjunto de regras, normas, e procedimentos adequados à execução operacional de processos de sistemas; fundamentados em modelos, para definir e realizar tarefas e atividades, segundo métodos diretrizes de trabalho.

M B 7 – INTERVENÇÃO

O termo intervenção vem do verbo de ação Intervir, que neste sentido significa assumir responsabilidade, tomar parte voluntariamente, participar como agente transformador, contribuir com ideias, conhecimentos e ações construtivas, exercer influência favorável na participação dos trabalhos em equipe; gerir processos em todas as áreas de enfermagem. O contínuo preparo formativo do profissional favorece o amadurecimento, a capacidade de intervenção e a formação da resiliência.

Capítulo **12**

Mapa Conceitual 2 do Modelo de Organização da Enfermagem – Módulo 2

Descrição de Conteúdos
Sistemas – Submodelos do MOE: Conceitos

M C 1 – POVOS

O conceito povos apresentou diferentes conotações ao longo da história. O termo povos diz respeito aos conjuntos de indivíduos que falam uma língua preponderante ou não, possuem hábitos, costumes, formas políticas e leis semelhantes, segundo o território; tem afinidade de interesses, uma história e tradições comuns, habitam uma determinada área, vivem em sociedade e podem se constituir em uma nação ou não. Considerados também como conjuntos de pessoas que não habitam o mesmo país, mas estão ligados por sua origem, religião ou por qualquer outro laço. Compõem espécies ou raças relativas a realidades biológicas.

M C 2 – MORES

Mores é um termo usado para significar as ideias, atos e hábitos culturais mais importantes de pessoas numa sociedade; os mores representam padrões de comportamento moral esperados pela maior parte dos indivíduos de uma sociedade.

M C 3 – HISTÓRIA

História refere-se principalmente ao desenvolvimento de ocorrências, fatos e experiências da vida da humanidade; consiste da narrativa dos eventos passados, próximos e antigos. Para situar a enfermagem quanto aos seus acontecimentos históricos seria preciso narrar a história universal. É notório o interesse de pesquisadores pela realização de estudos com metodologia desenvolvida especificamente para os fatos históricos sobre a evolução da enfermagem.

M C 4 – PAZ X CRISE

Paz, equilíbrio, segurança, progresso, acordo entre pessoas, estabilidade ambiental, social, política e incontáveis razões podem ser afetados por crises.

Paz e Crise são evidências e sinais antagônicos e conflitantes entre si; constituem-se em fenômenos alterantes, tanto para o bem como para o mal. As crises causam ruptura no andamento e percurso da existência e do mundo. Crises causam mudanças e alterações bruscas no desenvolvimento de eventos, acontecimentos, vida e mundo. É possível aprender lições construtivas das crises, quando há planejamento e a previsão de recursos alternativos.

M C 5 – EDUCAÇÃO

O tema sobre educação é extenso, portanto cabe aqui somente listar alguns elementos do processo de educar, como, formar, instruir, criar, desenvolver, orientar; a aplicação de métodos adequados para contribuir à formação física, intelectual, moral, social, psicológica e espiritual de indivíduos; o aperfeiçoamento das faculdades quanto ao conhecimento, habilidades, hábitos, valores e atitudes

M C 6 – ESTUDO, APRENDIZADO

Através do estudo e da aprendizagem o enfermeiro poderá aperfeiçoar os seus comportamentos em vários sentidos: aprimorando a sua própria personalidade, adquirindo conhecimento, aprendendo métodos e técnicas de trabalho, contribuindo ao desenvolvimento científico da enfermagem, formando atitudes de relacionamento interpessoal e de reciprocidade, fortalecendo a resiliência, atualizando-se nas práticas das entidades de classe, ministrando atendimento eficiente e competente como educador, utilizando os recursos disponíveis para melhor aproveitamento ambiental e material.

M C 7 – ENSINO

O ensino faz parte inseparável das atribuições dos profissionais de enfermagem. Tanto no que diz respeito às atribuições didáticas e acadêmicas, mas também às ligadas aos procedimentos diários. Enfermeiros são vistos como profissionais que orientam, explicam, ajudam e solucionam problemas. Ver MC 5 e MC 6.

M D 1 – INSTITUIÇÃO

Na sequência de termos, Instituição pode ser descrita como uma entidade estabelecida, corporação, estabelecimento, organização, companhia, união, associação, fundação, governo, conselho, ministério, partido, sindicato, agência, sistemas sociais, prestadora de serviços e proteção, estruturas culturais, estruturas cientificas.

M D 2 – CONJUNTURA

Entre os termos mais difíceis para serem descritos está a palavra "conjuntura", que até certo ponto pode não ser a mais adequada para o contexto, porém foi selecionada no desconhecimento de outra com significado de maior abrangência.

Para este estudo, Conjuntura indica o papel dinâmico das Instituições, em relação ao complexo conjunto de circunstâncias, reponsabilidades, acontecimentos internos e externos, regulamentos, normas de procedimentos, todas as forças que operam dentro e fora da instituição seja qual for, situação, âmbito, cenário, conjunção, combinação ou concorrência de acontecimentos ou eventos num dado momento, os efeitos de situações interferentes, formas ou peculiaridades características de uma organização.

A enfermagem como entidade organizada, segundo a sua "conjuntura" própria, exerce influência significativa quanto, à vida, universo, povos, instituições, grupos e indivíduos com necessidades humanas básicas. E em sinergia conjuntural recebe a influência de tudo.

M D 3 – EXPECTATIVAS

Neste encadeamento dos significados de termos, Expectativas dizem respeito não somente ao que se espera acontecer, ou ao estado mental intuitivo de prever eventos e comportamentos, mas representa, ainda, a vontade dirigida que leva à determinação de ações ordenadas e realistas dos alvos ou fins que se deseja alcançar pelos esforços profissionais. Acrescentando o aspecto de que as expectativas, neste caso, servem para influenciar o delineamento das intenções (objetivos) operacionais, em função das ocorrências ao longo do percurso levado a efeito até os resultados esperados.

M D 4 – SEGURANÇA X RISCOS

Segurança é um estado, qualidade ou condição de quem ou o que está livre de perigos, incertezas, assegurado de danos ou riscos eventuais, é estabilidade e sensação de proteção.

É notório que segurança plena no mundo é inatingível; pois riscos, desconfiança, perigos, preocupações, incompetências, desequilíbrios, ameaças, insucesso, desarmonia, traições fazem parte das forças antagônicas à segurança da existência e do mundo.

Apesar de não ser possível exercer poder de controle sobre tudo, a realidade do profissional de enfermagem mostra que ele tem contato com pessoas em estado de sofrimento a maior parte do tempo. Para tanto, a busca pelo reconhecimento das circunstâncias complexas existentes, que requerem intervenção, induz a que ele aprimore a sua própria resiliência, para estar capacitado a atender as demandas e necessidades identificadas.

M D 5 – ADMINISTRAÇÃO

Tentar descrever o termo "conjuntura" é complexo; já descrever o termo Administração, em poucas palavras, é até mais arriscado de se incorrer em lapsos sérios.

A Administração de uma Instituição, com sua Conjuntura, é realizada por pessoas atuando através de processos organizacionais que incluem: ralações humanas, negócios, recursos, projetos, logística, modelos de trabalho, finanças, planejamento, organização, liderança, educação, procedimentos hierárquicos, liderança, só para citar algumas das prerrogativas administrativas.

A enfermagem, além do seu papel administrativo específico, tem atribuições em relação à assistência, educação, pesquisa, e desenvolvimento técnico e científico.

M D 6 – ORGANIZAÇÃO, PLANEJAMENTO

O termo Organização vem sendo comentado e descrito quanto à substância do MOE através da obra. No entanto, dependendo do contexto é usado para indicar uma Instituição. Além disto, há o sentido operacional do conceito, como sendo, uma ordenação sequencial das atividades, tarefas, procedimentos, a indicação de metas, especificação de atribuições e filosofia do serviço a que se destina, validação dos recursos, junção de conteúdos programáticos e tecnológicos segundo modelos de trabalho e formas dinâmicas de compor esse conjunto de estratégias para elaborar planejamentos e projetos.

O Planejamento utiliza o conjunto de informações e conteúdos que são o resultado do referido processo de organização, para guiar a elaboração do planejamento e as diversas etapas do projeto a que se destina.

Tecnicamente falando, tanto a organização e o planejamento funcionam de modo inter-relacionado; qual dos dois vem primeiro e qual vem depois, na prática nem sempre é operante. Pode ser preciso planejar ou projetar antes e organizar depois, dependendo dos objetivos.

M D 7 – GESTÃO

Gestão é o ato ou ação e efeito de administrar. No contexto do MOE gerir ou administrar abrange levar a efeito os procedimentos relacionados aos sistemas de Assistência Psicoespiritual, Intervenção, Ensino, Gestão, Realização, Assistência Psicossocial e Assistência Psicobiológica, na Categoria de Encargos.

Gestão vai além do que trabalhar com tecnologias e a aplicação de modelos; tem a ver com liderança de pessoas. Liderar significa promover o direcionamento do trabalho, inspirando e motivando pessoas em equipe, valorizando as ideias apresentadas; proporcionar condições adequadas para o desempenho das atividades; permitir que as mudanças ocorram com o conhecimento e participação dos envolvidos. Liderar é uma das molas ativadoras no plano de trabalho segundo os princípios básicos de Sinergia Dinâmica de Processos.

M E 1 – GRUPO

Grupo pode ser descrito como um agregado de pessoas dentro da sociedade que pertencem a uma entidade e tem vidas próprias; se unem em determinadas situações e condições para compartilhar ideias, experiências, interesses, costumes, memórias, ideais, expectativas, desejos em por tantas outras razões. No conjunto formam um todo.

Um grupo tem características peculiares de poderem estar juntos em situações de plateia, multidão, associação, público, bando, marcha, equipe, comícios, funerais, celebrações, convenções, eventos, congregações.

M E 2 – DIREITOS, DEVERES

Direitos são princípios internacionais que regem a segurança e o respeito às pessoas e à vida em geral. Em direitos são mencionados aqui somente alguns destes como, territoriais, legais, etimológicos, sociais, profissionais, civis, políticos, de liberdade, constitucionais, à saúde, educacionais, moradia, de segurança pública, os que simbolizam aquilo que é correto,

Deveres implicam em cumprir as leis morais, legais e naturais. Exercer cidadania com consciência das obrigações, defendendo o que é justo e correto para que sejam praticados. Os deveres aplicam-se tanto para os cidadãos, quanto para o Estado constituído.

M E 3 – POTENCIALIDADES

A potencialidade é a capacidade de cada indivíduo de determinar o que ele pode fazer, ou não, tanto consigo mesmo, ou com outras pessoas, com o patrimônio e tudo que o circunda. É talento, inteligência, sabedoria, discernimento, respeito aos direitos. É a possibilidade de criar, realizar, intervir, oferecer, doar, preservar, prevenir, estabelecer limites, compartilhar, respeitar, conquistar, compreender, entender.

M E 4 – PROGRESSO, ATROFIA

Progresso significa desenvolvimento, aperfeiçoamento, aumento, crescimento, melhoria de opções, evolução, graduação, progressão, sequência, série, sucessão, avanço, prosperidade, sobriedade, equilíbrio, solução de problemas, habilitação, amadurecimento, recuperação, reciprocidade, potencialidades.

O termo Atrofia neste contexto pode ser aplicado tanto às condições degenerativas do corpo, da vida ou das relações humanas; também aos resultados prejudiciais da prática de desorganização; como no sentido conflitante e antagônico às características de Progresso.

M E 5 – ARTE, TECNOLOGIA

A Enfermagem incorpora a natureza artística, além da científica e tecnológica. O desenvolvimento e aprimoramento da expressividade artística é tarefa de primeira ordem em qualquer atividade profissional.

Cada ação requer a demonstração de estética, harmonia, destreza, habilidade, equilíbrio, saber, organização, jeito, perícia, talento, prazer, gratidão, competência, compaixão, entendimento, expressão e apresentação corporal dignas ao respeito próprio e das outras pessoas, comunicação verbal de apoio, sabedoria em ouvir e nas relações interpessoais, empatia, harmonia na execução e apresentação das tarefas mecânicas ou técnicas.

O progresso científico evolutivo da Enfermagem compreende os recursos da Tecnologia; e segue acrescentando novas formas de resolução de problemas, situações e questões através de instrumentos ou "ferramentas", métodos e técnicas para a operacionalização na prática do conhecimento científico disponível; que são utilizados em vária áreas de trabalho como, pesquisa, administração, educação, assistência e na tecnologia computadorizada, bem como na tecnologia da informação não processada por computadores.

A Enfermagem progride desenvolvendo táticas e modelos de trabalho próprios, inspirados em outras ciências e tecnologias.

M E 6 – ATRIBUIÇÕES

As atribuições compreendem a especificação das funções conferidas a cada participante de um grupo, segundo as características dos alvos e objetivos, conjuntura, intenções, expectativas, e protocolos, regras e tarefas de desempenho.

Qualquer processo de trabalho produtivo e efetivo inclui a especificação e delegação de atribuições, informadas de modo a serem esclarecidas e compreendidas, considerando as competências e habilidades dos participantes. Uma liderança participativa é essencial.

M E 7 – REALIZAÇÃO

A Realização pode ter significados quanto às sensações e disposição interiores do profissional, e também em relação aos requisitos pessoais para levar a efeito a Intervenção no trabalho. Alguns destes têm a ver com: gratificação, ato, ação, efeito, prática, produção, execução, criatividade, inovação, preenchimento, ânimo, dinamismo, satisfação, meta de vida, concretização, resiliência, efetivação, cumprimento, autoestima, prazer, força de vontade, condições adequadas de saúde, ambiente e trabalho, atitudes interpessoais harmônicas e respeitosas, auto compreensão, e disposição para lidar com questões conflitantes, próprias e dos outros, formação pessoal e profissional para lidar com emergências.

Capítulo **13**

Mapa Conceitual 2 do Modelo de Organização da Enfermagem – Módulo 3

Descrição de Conteúdos
Sistemas – Submodelos do MOE: Conceitos

M F 1 – INDIVÍDUO

"Indivíduo", termo conceitual do MOE significa uma pessoa, um ser indivisível com propriedades peculiares; ser humano vivo que se auto regula mediante condições adequadas. Com componentes anatômicos, físicos ou biológicos, psicológicos, sociais e espirituais. Sendo que no sentido Holístico, indivíduo é considerado uma pessoa com características relacionadas entre si e com o todo; processo reconhecido na enfermagem, por um conjunto de elementos naturais denominados, "necessidades básicas" psicobiológicas, psicossociais e psicoespirituais.

Neste contexto dinâmico as partes estão integradas de tal modo que a cessação dessa sinergia implica no desaparecimento ou alteração das funções do ser vivo.

O papel da enfermagem inclui entender a crença essencial sobre a natureza humana, para saber identificar quais são as necessidades básicas afetadas ou não das pessoas atendidas; de tal modo que os profissionais de enfermagem se qualifiquem e utilizem suas habilidades pessoais afetivas, interativas, intelectuais, técnicas, científicas, culturais, artísticas e mais, no sentido de promover uma assistência da melhor qualidade possível, mesmo frente aos desafios e limitações encontrados.

Os conceitos de Indivíduo (MF1) e de Vida (MA1) estão indissociavelmente conectados e representam a compreensão de ser dos estudos e ideologia da autora. Consistem no substrato e interdependência de todos os conceitos e fundamentos teóricos e práticos; e no valor conferido às potencialidades das pessoas, tanto dos que assistem, quanto dos assistidos. Pessoas existindo no mundo, em conjunturas, circunstâncias e ambientes multivariados.

M F 2 – MENTE, PERSONALIDADE

Cada termo conceitual do MOE, assim como Mente e Personalidade, mereceria um compêndio esclarecedor sobre o assunto; porém, o objeto diretivo das descrições é o de orientar, somente quanto aos significados elementares de cada termo; restando a composição operacional, a ser feita por ocasião da aplicação destes em estudos e trabalhos práticos a posteriori.

Como a Mente não pode ser visualizada de forma material, porém, consiste em entidade ativa integrada à funcionalidade do corpo, é alvo das mais variadas descrições. Apesar de a mente apresentar características próprias de atividade relacionadas ao cérebro, torna-se influenciada pelas reações gerais do organismo, o que ocorre igualmente no processo inverso. Algumas das funções da Mente são: pensamento, razão, imaginação, consciência, subconsciência, cognição, interpretação, entendimento e percepção das sensações, inteligência, sonho, sentimentos, memória, conhecimento, intuição, desejos, reflexão analítica, produção de ideias, ajustamento de todo o organismo às demandas e necessidades do ambiente, regulação, conexão com o transcendental, observação, desenvolvimento e aprimoramento, introspecção, discernimento, mecanismos operantes para fazer decisões e lidar com conflitos, reação, associação, mecanismos de influência sobre o comportamento.

A Personalidade é o conjunto de traços marcantes de uma pessoa, é a soma total da individualidade interna e externa dos padrões de ajustamento à vida; conjunto de hábitos e padrões de comportamento; organização integrada por características cognitivas e do pensamento, afetivas, emotivas, espirituais, sociais, de relacionamento, de sentir, volitivas, das ações, motivação, criatividade, expressividade, modos de ser que diferenciam um indivíduo de outro, e que ao mesmo tempo determinam como outros reagem ao indivíduo, influenciada pela carga genética, influenciada pelo temperamento que é a força de reatividade sentida internamente e que pode ser exteriorizada. O temperamento é o modo de reagir da pessoa e de lidar com as experiências da vida, de se defender com reações negativas ou positivas. O caráter tem a ver com a índole, a moralidade, as virtudes, a formação de qualidades e habilidades para o bem ou para o mal, o feitio dos procedimentos quanto a deveres, direitos, espiritualidade, civilidade. O caráter é como um sensor de moldagem do temperamento e da personalidade. As particularidades inerentes ao caráter constituem-se em forças propulsoras para o aprimoramento e o amadurecimento, ou para o desequilíbrio.

M F 3 – ATITUDES, INTENÇÕES

O termo Atitude é empregado neste contexto para designar o estado mental, a disposição interna, a forma de pensar e sentir, a norma de procedimento pessoal que induz a uma determinada atividade, o modo de agir em face a situações, questões ou reações; é a postura física, psicológica, social e espiritual do enfermeiro e sua equipe expressas por meio dos modos de serem, seja para a realização de tarefas teóricas ou atividades de ajuda. *O jeito de ser e projetar-se requer um trabalho de auto reconhecimento e desenvolvimento contínuo das próprias tendências, personalidade, caráter e temperamento; na inter-relação consigo mesmo, com outras pessoas e o mundo.*

As atitudes terapêuticas são caracterizadas pela demonstração de cortesia, compreensão, interesse, empatia, bondade, aceitação, apoio, estabelecimento de limites, facilitando a troca de ideias e a expressão de sentimentos, sem fazer exigências ou julgamento de intenções e de valores, enfatizando os aspectos sadios e positivos próprios dos profissionais e das outras pessoas, ajudando as pessoas a encontrarem meios de ajustamento, observando as reações das pessoas e registrando-as, disponibilizando a ajuda, demonstrando respeito, postura ética, relacionamento interpessoal, comunicação.

O desempenho de atitudes terapêuticas inclui a promoção de ambiente seguro e agradável com condições necessárias facilitadoras ao tratamento, recuperação e educação em saúde, evitando ruídos e situações intimidantes; e o número adequado de pessoal para dar o atendimento que contribui a um ambiente, conjuntura e atitudes terapêuticas e profiláticas.

As Intenções dos profissionais quanto a realizar qualquer tarefa teórica ou prática tem a ver com os propósitos, os planos, as finalidades, objetivos, programas, projetos, disposição, preparo e conhecimento para a formação de atitudes e habilidades, vontade, energia e equilíbrio de personalidade para levar a efeito as Intenções desejadas.

M F 4 – EQUILÍBRIO X DESEQUILÍBRIO

A busca para obter e manter Equilíbrio nas realizações da vida é uma experiência perene e desafiadora; contudo, indispensável para o processo operacional do trabalho.

O Equilíbrio é uma forma de ajustamento que depende da prática de constância, estabilidade, firmeza, equiparação, acordo, compensação, harmonia, proporcionalidade, atualização, levar em conta diversidades e transformações, exercer a capacidade proativa e sinérgica, e de resiliência.

O Desequilíbrio é o antônimo dos traços descritos.

A descrição dos termos da categoria "Fenômenos" do MOE está integrada neste contexto.

M F 5 – COMPORTAMENTO

Se há termos complexos a serem descritos sumariamente, o conceito de Comportamento é um dos mais difíceis; especialmente pelos significados atribuídos e pelas incontáveis diversidades destes.

O comportamento é a forma de proceder das pessoas ou dos órgãos corporais mediante os estímulos internos e externos; representa o modo de ser, as atitudes, as ações, os atos, as reações expressivas da personalidade, do temperamento e do organismo; o comportamento revela a ética pessoal que é marcada por princípios de moralidade (bem ou mal) e características de caráter; as ações mostram parâmetros dos sentimentos, das sensações corporais, do estado da consciência, das influências psicológicas, sociais, espirituais e dos pensamentos. Através do comportamento e das expressões físicas é possível, segundo a utilização de técnicas especializadas, identificar reações patológicas de transtornos psicológicos e de personalidade.

O estudo do comportamento humano em diferentes contextos é essencial para os profissionais de enfermagem ao procederem à sistematização dos seus trabalhos.

M F 6 – RECIPROCIDADE

Alguns dos sinônimos de Reciprocidade são: mutualidade, correspondência, correlação, interdependência, solidariedade, troca, permuta, reciprocidade, compartilhar.

O significado de Reciprocidade nesta obra está principalmente conectado ao conceito de relacionamento interpessoal em enfermagem, através da comunicação, de atitudes terapêuticas e de atividades; ou seja, pelo uso de técnicas de inter-relação adequadas à assistência profilática, de tratamento e de reabilitação.

As regras de Reciprocidade aplicam-se também, de modo ajustado, às relações humanas em geral na enfermagem. Ouvir, escutando com atenção, e dando oportunidade para que se desenvolva um diálogo, com empatia por parte do profissional, são regras facilitadoras a um processo construtivo formador da reciprocidade. As pessoas com dificuldades auditivas ou visuais necessitam de assistência adaptada a cada situação.

A habilidade na prática do relacionamento interpessoal terapêutico não é resultado do acaso; mas depende da aquisição de conhecimento teórico, e da orientação dirigida por profissionais especializados, principalmente quanto ao trabalho com a personalidade; aprimorar o auto conhecimento e a reciprocidade entre profissionais pode resultar na formação de habilidade a ser usada como ferramenta na relação com pessoas em geral.

A necessidade de escolha entre várias opções permeia toda a vida humana; e em se tratando de como lidar com pessoas, face às múltiplas modalidades terapêuticas existentes, desenvolver a capacidade de decisão criteriosa é essencial. Justifica-se isto por se revestir o comportamento humano das mais variadas nuances e pela diversidade dos problemas encontrados. Assim sendo todas as técnicas de trabalho devem ser moldadas aos indivíduos e situações.

O assunto "Reciprocidade" está conectado, simbolicamente no formato de "fibras" tecidas de modo intercruzado, com os elementos integrantes da base teórica desta obra, intitulada "Marco Teórico: Sinergia Dinâmica de Processos"; cujas conceituações estão apresentadas no Capítulo 1 e descritas nos capítulos subsequentes. A revisão dos conceitos fundamentais do Marco ajudam a guiar os procedimentos de enfermagem à luz dos princípios sinérgicos, tanto para estudos teóricos, como para a operacionalização de qualquer trabalho prático; a exemplo da atribuição quanto a Reciprocidade.

M F 7 – ASSISTÊNCIA PSICOSSOCIAL

Na Assistência Psicossocial o foco não está simplesmente direcionado às necessidades do indivíduo como pertencente a entidades da sociedade, a exemplo da família, escola, emprego, profissão, cidadania, de registro civil, viagens, de moradia, transporte, religiosidade e muito mais. A Assistência Psicossocial integra o plano total do atendimento de enfermagem no enfoque Holístico, em conjunto aos aspectos Psicoespirituais e Psicobiológicos, considerando em especial, no caso, as necessidades psicossociais.

Na descrição de termos do MOE em MA7, MF7 e MG7, é citado que a bibliografia de enfermagem dispõe de amplos modelos de trabalho teóricos e práticos sobre temas relativos especificamente a cada faceta da Assistência de Enfermagem.

Quando um tema de estudo ou de aplicação na prática for selecionado, cada conceito pertinente será descrito amplamente, incluindo definições com conteúdo operacional.

M G 1 – ORGANISMO

Organismo refere-se ao corpo humano vivo, quanto aos aspectos biológicos, psicológicos, sociais e espirituais do indivíduo; com funções sistêmicas peculiares, potencialidades, formas de reagir e de se expressar, características de personalidade, temperamento e caráter, traços físicos, cronologia de tempo e espaço, produtividade, interatividade, atividade e repouso, sujeito às ações naturais ou transcendentais, inserido em alguma conjuntura, na relação com o Universo, povo, instituição, grupo, ambiente ou circunstancia, processando-se com equilíbrio homeostático ou no estado de desequilíbrio.

M G 2 – VISÃO HOLÍSTICA, CONSTITUIÇÃO

O enfoque Holístico diz respeito à relação entre acontecimentos, situações, reações e fenômenos, ou seja, a relação entre as partes, e destas com o todo. No caso dos conceitos ligados aos componentes das necessidades básicas, significa que a pessoa deve ser atendida visando o conjunto destas e a relação ou interação entre cada componente psicobiológico, psicossocial e psicoespiritual, com o todo. O trabalho desenvolvido desta maneira facilita o relacionamento interpessoal, pois os sistemas como um todo determinam o funcionamento das partes, sejam quais forem.

Nesta linha de pensamento está inserido o conceito Constituição Humana, relativo ao Organismo do indivíduo, quanto aos sistemas de composição anatômica ou fisiológica.

De acordo com diferentes Escolas de pensamento existem muitas definições de constituição, notando-se nos variados conceitos uma interligação entre hereditariedade e constituição; apesar de que a constituição não pode ser identificada nem com a estrutura típica genética e nem com a estrutura do fenótipo da pessoa. Enquanto o fenótipo é o quadro mutante da aparência do organismo por situações externas da vida, a constituição representa um estado relativamente constante da pessoa segundo os seus aspectos biológicos. No caso do MOE, para fins mais práticos, o termo constituição está ligado a peculiaridades do organismo.

M G 3 – NECESSIDADES BÁSICAS

Há certas características singulares sobre a natureza humana, levadas em consideração na aplicação da prática e da teoria na assistência em enfermagem, que são conhecidas pela nomenclatura de: Necessidades Humanas Básicas; conceituação inserida no Modelo de Organização de Enfermagem, como "Necessidades Básicas", relacionadas a seguir.

NECESSIDADES HUMANAS BÁSICAS

PRINCÍPIO ⇔ CAUSA ⇔ PRÁTICA ⇔ EFEITO

PSICOBIOLÓGICAS	PSICOSSOCIAIS	PSICOESPIRITUAIS
OXIGENAÇÃO	RELACIONAMENTO	RELIGIOSIDADE
NUTRIÇÃO	GREGARISMO	ESPIRITUALIDADE
ALIMENTAÇÃO	LIBERDADE	FÉ E ESPERANÇA
HIDRATAÇÃO	INDIVIDUALIDADE	FILOSOFIA DE VIDA
ELIMINAÇÕES	SUPERIORIDADE	CRENÇA
EXERCÍCIOS	COMUNICAÇÃO	VIRTUDES
SEXUAL	SEGURANÇA	MORALIDADE
POSTURA CORRETA	INDEPENDÊNCIA	VALORES
MECÂNICA CORPORAL	DEPENDÊNCIA	ÉTICA
SONO	IMITAÇÃO	CIVILIDADE
REPOUSO	AUTOESTIMA	COMUNHÃO
HABITAÇÃO, ABRIGO	AUTOIMAGEM	ADORAÇÃO
HIGIENE	ESCOLHA	CARIDADE
ESTÉTICA CORPORAL	DEFESA	TESTEMUNHO
SAÚDE	APRENDIZAGEM	AMOR
INTEGRIDADE ORGÂNICA	ESTÉTICA	AFETO
EQUILÍBRIO FUNCIONAL	AMOR	PERDÃO
ACUIDADE DOS SENTIDOS	RESPEITO	GRATIDÃO
SENSIBILIDADE TÁTIL	ORDEM	DISCERNIMENTO
PERCEPÇÃO	ATENÇÃO	SIGNIFICADO DE:
SENSIBILIDADE SENSORIAL	ORIENTAÇÃO	VIDA,
EQUILIBRIO INSTINTIVO	AQUISIÇÃO PODER	MORRENDO,
EQUILÍBRIO MENTAL	DETERMINAÇÃO	MORTE,
LOCOMOÇÃO	AFIRMAÇÃO	MORRER,
MOTILIDADE	AJUSTAMENTO	SOFRIMENTO
EQUILÍBRIO AMBIENTAL	REALIZAÇÃO	MISSÃO
TERAPÊUTICA	INICIATIVA	CONFIANÇA
PROFILAXIA	RECONHECIMENTO	FIDELIDADE
REPARAÇÃO	LAZER E RECREAÇÃO	PAZ
PERSONALIDADE	ACEITAÇÃO	HARMONIZAÇÃO
PRESERVAÇÃO GENÉTICA	ESPAÇO	
	TEMPO	

O agrupado conceitual de termos inclusos na lista das Necessidades Básicas é entendido no contexto do MOE, como sendo um conjunto de elementos com princípios fundamentais para a composição do conteúdo estrutural e funcional do Modelo e do Marco Teórico. Por corresponderem à sinergia dinâmica de processos com os demais conceitos presentes nos mesmos; e pela importância intrínseca aos seus significados e substâncias essenciais ou vitais, principalmente ligados aos conceitos de Vida e Indivíduo.

O vocábulo "Necessidades" neste caso não é usado para indicar só escassez, falta, privação ou insuficiência, sentido entendido comumente; e nem só como algo indispensável, imprescindível, ou primordial. É conceito de significados vitais à existência.

A definição de Necessidades Básicas em enfermagem adquire configurações as mais variadas, bem como classificações e codificações para utilização em planejamentos. A salientar como um exemplo, a necessidade espiritual agregada à necessidade social. E consubstanciando as ideias diversificadas nesta área, nas obras da autora, a necessidade espiritual é classificada separadamente da necessidade social, desde a primeira publicação, e nas subsequentes (Daniel 1977, 1979,1981, 1983 e 1987) e no atual estudo.

Neste contexto é sugerida uma definição de necessidades humanas básicas, como sendo: forças dinâmicas vitais inatas, instintos, tendências naturais, ou impulsos interiores, conscientes e inconscientes do organismo, que induzem a efeitos fisiológicos das funções ou processos vitais mecânicos, bioquímicos, físicos, psicológicos, sociais, espirituais, interativos com outras pessoas, de movimentação, repouso, e dormir, e a retirar do meio exterior recursos próprios indispensáveis à prevenção, conservação, reparação, recuperação e ajustamento à vida e à elevação do nível desta,

A tentativa de definir necessidades básicas torna-se tarefa abrangente e complexa, em virtude da magnitude das reações de todos os órgãos do corpo, com atividades interativas vitais incontáveis, e pelas influências externas mutantes, igualmente incontáveis. Além do que, cada pessoa é única em suas reações, dependendo de atenção individualizada.

Conhece-se ainda muito pouco sobre a dinâmica funcional dessas forças vitais inatas chamadas de necessidades humanas básicas.

Os planos de ação para o atendimento das necessidades básicas até que são guiados por métodos de trabalho, porém, com escasso conhecimento sobre os princípios inerentes que regem as reações naturais da vida. A exemplo de reações ligadas à pessoa como ser racional, pensante, afetivo, emocional, gregário e espiritual com dependência do seu Criador e sintonia com ele; com potencial de percepção, entendimento, compreensão, abstração, volição, dotado de poder de escolha, capaz de desenvolver a linguagem e a escrita com inteligência racional, de interagir com pessoas e com o ambiente, e de ser criativo na busca do equilíbrio do seu organismo em processos de interdependência.

As tentativas, no dia a dia para identifica-las e compreende-las através de seus sinais exteriores ou comportamentais, e os esforços voltados para adotar planos de ação seguem em grande parte critérios empíricos, ou seja, apoiam-se em experiências vividas; ou em planos de ação computadorizados pré-estabelecidos e baseados em projetos formulados para outras culturas, e não em teorias ou métodos científicos adequados à própria cultura e às realidades nacionais.

É notório o progresso técnico e científico ocorrido na área de conhecimento e atendimento das necessidades humanas essenciais ao equilíbrio da vida na saúde e na doença; contudo, o processo rápido de mudanças que ocorre no mundo requer continuo aprimoramento nessa área de interesse da enfermagem.

Como já mencionado, o tema sobre as necessidades humanas essenciais à vida ocupa lugar de relevância primordial no contexto do MOE e do Marco Teórico: Sinergia Dinâmica de Processos; considerando a origem da vida e natureza humana, e a importância da contínua preservação e manutenção destas. Levando em conta princípios que regem o Universo, entre tantos, as forças de energia dinâmica da interdependência de tudo, incluindo as transcendentais.

M G 4 – SAÚDE X DOENÇA

Com o apoio nos escritos sobre Necessidades Básicas e categorias do MOE – Fenômenos, o tema "Saúde x Doença" assume lugar relevante em relação às responsabilidades dos integrantes de equipes multiprofissionais na área da saúde; e em especial modo quanto à enfermagem, pois são os profissionais da enfermagem que permanecem por mais tempo junto a pessoas doentes, ou com aquelas que precisam de orientação à saúde.

Definições sobre saúde e doença podem ser encontradas em estudos, artigos e livros, contudo é útil reforçar o valor da vida, o equilíbrio da saúde e o cuidado adequado frente ao sofrimento e a doença, que acompanham, ora sim, ora não, a vida. Ter o conhecimento sobre modelos e formas de desempenho do trabalho pela enfermagem é indispensável, porém, tão necessária é a demonstração de atitudes construtivas de relacionamento interpessoal. Estas tem um efeito terapêutico, apesar da sutileza na mensuração.

O termo "Morte" não aparece especificado por si no MOE, mas é um dos conceitos opostos ao conceito de "Vida"; e consiste em um estado de risco a ser considerado nas ocorrências ligadas aos "Fenômenos" alterantes de tudo.

A listagem de indicadores das Necessidades Básicas contidas entre as necessidades psicoespirituais citadas neste Capítulo, apresenta o conceito

"Morte", que é assunto a ser também estudado e compreendido pela enfermagem, frente a finitude da vida sob condições de doenças, desequilíbrios do organismo e traumas sociais e psicológicos de variadas naturezas. O medo da morte acompanha muitas pessoas, que ao mesmo tempo podem recorrer ao suicídio, através de formas dissimuladas, como alternativa para o sofrimento. Os profissionais de enfermagem tem responsabilidade em identificar, o quanto possível, os sinais e sintomas desses estados, recorrendo à ajuda de outros profissionais especializados.

M G 5 – RECURSOS

Todos os recursos úteis, inclusive os naturais ou ambientais, que podem ser selecionados com fins profiláticos, terapêuticos, ludoterápicos, socializantes, psicológicos e espirituais são considerados meios ou ferramentas de trabalho pela enfermagem.

M G 6 – PRESERVAÇÃO, REPARAÇÃO

Os conceitos de Preservação e Reparação fazem parte indispensável de todos os processos sistêmicos de interesse para o trabalho da enfermagem, mesmo que apareçam de forma explícita ou implícita na descrições mencionadas anteriormente. Ao serem empregados na prática ou teoria é necessário elaborar definições operacionais dessas conceituações conforme os objetivos propostos.

M G 7 – ASSISTÊNCIA PSICOBIOLÓGICA

Toda a assistência de enfermagem é feita levando em conta o enfoque Holístico de Inter-Relação Retroativa Dinâmica na realização dos Processos Operacionais de Trabalho. Sejam as ações realizadas para estudo, pesquisa, administração, educação e assistência.

Capítulo **14**

Raciocínio Analítico Reflexivo – Processo

Buscando Soluções Proativas

O crescente interesse de enfermeiros pela busca proativa de formas diversificadas e efetivas para realizar o trabalho teórico e prático na enfermagem, justifica-se considerando a evolução progressiva das transformações que ocorrem nessa área do saber, bem como no mundo.

A consciência de tal realidade induz a pensar nos desafios gerados pela tendência proativa dos profissionais de **continuarem a encontrar soluções e recursos técnicos e científicos para alcançarem o padrão de qualidade desejado no trabalho.**

Assim, o desenvolvimento da capacidade de **antecipar à aquisição de habilidades** para escolher e executar procedimentos contribui a atender as necessidades atuais e futuras.

A proatividade se destaca pela demonstração de comportamentos psicomotores do profissional como empreendedor; agindo também por iniciativa própria, ou seja, **antecipando realizações pela visão de como lidar e resolver problemas e questões,** através do planejamento e execução de tarefas e ideias, para evitar situações negativas que possam causar prejuízos, e pela aplicação de soluções construtivas.

Entre as características favoráveis da pessoa com iniciativa, eficácia, dinamismo e coerência há a capacidade de pensar, imaginar e analisar reflexivamente; não só em seu próprio benefício, mas para o benefício das pessoas relacionadas e das causas afins.

A busca de soluções proativas através do pensamento analítico por profissionais de enfermagem é facilitada pelo uso, igualmente, de mais um dos elementos do Marco Teórico; Sinergia Dinâmica de Processos que é o Método Analítico Reflexivo. A ser descrito e exemplificada a sua operacionalização sinérgica neste Capítulo; e a ser conjugado às próximas explanações feitas sobre processos de trabalho subsequentes da obra.

Para exercitar a imaginação analítica são relatadas a seguir algumas perguntas extraídas de escritos, e diálogos com enfermeiros. **Para refletir se: questões ou problemas fossem conhecidos e definidos com mais precisão sistemática e crítica, se essa prática contribuiria a elaborar planos, diagnósticos e avaliações mais adequados e produtivos.**

Buscando o Pensar Reflexivo

✿ Após ter sido feita a identificação de problemas, questões ou situações, como parte de um planejamento da assistência de enfermagem, que método prático o leitor usaria para conhecer mais adequadamente a natureza dos conteúdos destes, antes de definir o Diagnóstico?

✿ Que método de análise crítica e reflexiva indicaria para conhecer mais adequadamente o conteúdo obtido através da realização do processo de Evolução da assistência de enfermagem, antes de inserir o conjunto de ideias, argumentos, conclusões, suposições e sugestões na etapa- Avaliação?

✿ Qual análise crítica faria quanto à seguinte repercussão: certos estudiosos de temas relativos a processos de planejamento consideram que existe um "abismo metodológico" analítico reflexivo na prática dos procedimentos de enfermagem, em todas as suas diversificadas área de trabalho, entre a etapa de problemas identificados e a da determinação de qualquer diagnóstico; bem como, entre a etapa do conteúdo obtido no processo Evolutivo e a etapa Avaliativa? Considerando como uma possível consequência, um resultado deficitário na aquisição do conhecimento necessário à tomada de decisões mais adequadas, para o aprimoramento da qualidade continuada, tanto na assistência, quanto em qualquer outra atividade da enfermagem, qual sugestão o leitor propõe sobre esta questão?

✿ Ao iniciar uma pesquisa o leitor usa alguma ferramenta ou método sistemático para conduzir uma análise reflexiva da questão de estudo como etapa preliminar, concernente ao pesquisador, à Enfermagem como ciência e arte, ao valor humano, social, ético e político do tema, mesmo antes de selecionar o referencial teórico, definir os objetivos e as técnicas de coleta e mensuração de dados?

✿ Qual o papel do profissional, a valorizar, quanto à sua intuição, discernimento, criatividade, desejo, vontade, prazer, reciprocidade, resiliência na relação com o seu pensar analítico reflexivo, além de usar "métodos"?

Visão Conceitual Seletiva

Perguntas, no geral induzem a algum tipo de imaginação inspirada no conhecimento adquirido anteriormente, que pode estimular a pensar na reafirmação das experiências anteriores sobre o assunto, ou a ativar a curiosidade para buscar alternativas, ou ainda a não despertar nenhum interesse particular novo.

No caso do **pensar proativo**, este implica em considerar algum tipo de entendimento em relação à natureza das características necessárias para a pessoa exercitar a mente.

Uma das formas é através do **pensamento analítico reflexivo** para levar a efeito os próprios planos, conceitos e procedimentos, e de outros; realizando isto, conforme perspectiva semelhante a processo sistemático: cognitivo, crítico, holisticamente focado a benefícios humanos e gerais, racional, protocolar, tecnológico, sensitivo, interativo, intuitivo, adequado no tempo e no espaço, analiticamente e reflexivamente metódico, científico, investigador, observador, documental, arquivístico, permeado das ideias e qualificações sugeridas nos conceitos do MOE; havendo ainda mais, amplas possibilidades a acrescentar advindas do potencial criativo da mente.

O saber e informações encontram-se armazenados na mente, mas nem sempre é fácil compor as ideias para expressa-las por meio da fala, da escrita ou para serem projetadas.

Porque esta tarefa é complexa e que encerra o funcionamento dos atributos, não só da mente, mas de todos os sistemas do corpo humano e de fatores externos. Organizar o conteúdo do intelecto é necessário, porém, a maior parte das ideias dos profissionais é realmente organizada após expressas.

Processos de trabalho sistemáticos ordenados tornam-se indispensáveis para clarificar o que está contido no cérebro e interior da pessoa, e para ser possível transpor a experiências práticas.

Agora, a bibliografia de enfermagem e de outras áreas do saber que discorrem sobre o assunto analítico reflexivo, apresentando sugestões de estratégias a utilizar nesse sentido, contribuem na provisão de soluções e recursos técnicos e científicos.

PEIXOTO e PEIXOTO (2017), no seu estudo sobre "Pensamento Crítico dos Estudantes de Enfermagem em Ensino Clínico: uma Revisão Integrativa" consideram ser essencial preparar os futuros enfermeiros para desenvolver habilidades de pensamento crítico. Na conclusão comentam que apesar de terem sido apresentadas estratégias eficazes para o desenvolvimento do pensamento crítico em estudantes de enfermagem, percebe-se que mais investigações, principalmente sob a forma de estudos quantitativos e experimentais, deverá ser desenvolvida tanto no que concerne à criação, implementação e desenvolvimento dessas estratégias, como no que respeita à avaliação da eficácia das mesmas.

A busca de critérios exequíveis no âmbito de aprimoramento da capacidade do pensar analítico reflexivo induz a voltar à atenção para um tema fundamental, tem a ver com a seguinte questão: quais Teorias de Enfermagem apresentam, além do embasamento teórico, sistemáticas operacionais de trabalho prático na área citada ou em outras?

Apesar dos estudos mostrarem o valor da utilização de estratégias do pensar crítico analítico reflexivo, há uma lacuna na existência de Teorias, tanto nessa área, como quanto a "abismos metodológicos" de sugestões em Teorias generalizadas sobre outros assuntos.

O tema "Reflexões Teóricas e Metodológicas para a Construção de Teorias de Médio Alcance de Enfermagem" estudado por BRANDÂO et al (2018), mostra que no Brasil muito do que se sabe correntemente sobre teorias de enfermagem refere-se exclusivamente ao conhecimento de grandes teorias, voltadas a produzir afirmações mais genéricas, abstratas e filosóficas; daí os argumentos contrários à impossibilidade de aplicar as teorias na prática clínica, uma tentativa inapropriada de usar teorias muito gerais para tratar de hipóteses específicas voltadas a problemas pragmáticos de características particulares. São apresentadas considerações sobre o desenvolvimento de teorias de médio alcance de enfermagem. E o método usado foi de estudo de reflexão com característica analítica.

Ao ler relatos de artigos e pesquisas sobre Teorias de enfermagem nota-se a tendência evidenciada igualmente por BRANDÂO et al (2018), que há a necessidade de incorporar padrões teóricos, contendo especificações metodológicas diretrizes mais adequadas, para trabalhar de modo prático e objetivo com questões da realidade usual e costumeira.

Assim sendo, tais concepções se harmonizam com as premissas apresentadas neste texto sobre o pensar analítico reflexivo no sentido teórico e prático. As opiniões de autores quanto a este tema são diversificadas, mas convergem ao fato de que é preciso estudar melhor o assunto e produzir parâmetros práticos para o aprendizado do exercício reflexivo.

CERULLO E CRUZ (2010) afirmam no trabalho intitulado "Raciocínio Clínico e Pensamento Crítico" que o aprimoramento do raciocínio clínico é desafio para todos os profissionais da área de saúde e exige a utilização de múltiplas estratégias e formação permanente.

O Raciocínio Analítico Reflexivo

Buscar soluções proativas através do raciocínio analítico reflexivo na visão Holística é essencial na operacionalização do trabalho e na obtenção dos resultados de qualidade; **diminui o risco de ensaio e erro nas decisões precipitadas por falta do conhecimento adequado.** O significado dos termos em questão fica facilitado revendo alguns sinônimos:

RACIOCÍNIO ⇔	ANALÍTICO ⇔	REFLEXIVO
argumentação, discurso racionalidade, sapiência inteligência, coerência entendimento, juízo razão, lógica, senso mente, discernimento critério, circunspecção sagacidade, intuição formulação de ideias sensorial, orgânico temporal, espacial processo sinérgico: biopsicossócioespiritual crítico, minucioso	identificador, proativo interligado, extensivo organizado, coerente examinador, analítico analógico, decisório seletivo, psicanalítico profundo, avaliativo controlador, diretivo processador de ideias, saber sistemático circunstancial, metódico, formulador pensamento, memória equilibrador,	ponderador cauteloso, circunspecto meditativo, concentrado observador pensa em causa-efeito sinérgico, racional, vivo perspicaz, ético, objetivo equitativo, harmonizador visualizador, global sensor, perscrutador intuitivo, sensível criativo, pesquisador

A matéria sobre as características do pensar, mais especificamente do raciocínio analítico reflexivo, se afigura como um campo da vida e do saber de dimensões universais, amplo, científico, representativo de fenômenos conhecidos, e por outro prisma, ainda criticamente a serem conhecidos. Os estudos de neurociência explicam aspectos já comprovados, porém restando muito a ser aprendido.

E nessa linha de entendimento cabe mencionar também o papel da **intuição**, como faculdade humana integrante de todo o processo do raciocínio analítico reflexivo.

A dinâmica atuante dos fenômenos ligados ao raciocínio analítico reflexivo, como constituintes do Marco Teórico da Obra, tem importância significativa quanto ao valor para o processo operacional do trabalho de enfermagem. Procurar entender o funcionamento do cérebro e as reações do comportamento pode favorecer a formação de atitudes e o desempenho profissional. E por ser este um assunto extenso, descrito segundo diversas visões do conhecimento, foram selecionadas algumas ideias sobre a **complementaridade entre o pensar analítico reflexivo e a intuição.**

A tentativa de encontrar uma definição científica para o termo intuição não foi bem sucedida.

No caso, há versões diferenciadas que a descrevem como sendo uma forma de reconhecer, discernir ou pressentir aquilo que se capta através dos sentidos e de sensação interior independente de raciocinar ou analisar; experiência interior instantânea sem haver um raciocínio complexo. A intuição pode estar baseada nas próprias experiências físicas e psicológicas, ou não.

Cientistas, artistas, estudiosos, bombeiros e qualquer pessoa subitamente encontram respostas sobre um determinado tema ou questão, dizendo que não sabem como sabem o fato, mas sabem que é correto. Há um conceito de intuição geralmente aceito, de que o fato resulta da soma de todas as experiências e informações registradas anteriormente. **Mas há opiniões alertando com relação a depender em excesso da intuição sem aplicar um raciocínio analítico.**

É reconhecida também a ideia ou efeito da demonstração de se ter pressentimentos aparentemente não baseados em razão específica, sentimentos instintivos de prever o que irá acontecer; e ainda há os que relatam intuição sobre o futuro.

As evidências mostram o valor da complementaridade entre a prática do raciocínio analítico reflexivo, e da intuição em instantes na vida pessoal e profissional quando é preciso agir em caso de emergência, e não haja tempo disponível para um pensar formalizado.

Há sugestões, no entanto, de que "pensar antes" de realizar ações é um modo mais seguro e eficaz para evitar a repetição prejudicial de "erro e acerto", tendo que corrigir os prejuízos e consequências por vezes irreparáveis.

O Raciocínio Analítico Reflexivo – Processo

Segundo a definição de Processo descrita no Capítulo 1 as ações relativas à prática do raciocínio analítico reflexivo se incluem nessa sistemática operacional de trabalho; relativo ao conceito funcional de Sinergia Reflexiva como essência hipotética do Marco Teórico: Sinergia Dinâmica de Processos, com propriedades de inter-relação retroativa dinâmica. Cujo método de aplicação está descrito no Capítulo 15.

Este processo dinâmico ativo é ilustrado simbolicamente na Figura do Domo Geodésico Análogo, cujas características hexagonais lembram a inter-relação dinâmica observada nos favos da colmeia de abelhas. Favorece o raciocínio lógico e ilógico, ou seja, leva à argumentação provável ou improvável, com possibilidades de alternância de varáveis.

A Percepção no Processo Reflexivo

Uma das premissas iniciais a ser considerada antes de trabalhar com o processo de raciocínio analítico reflexivo consiste do quesito ligado à faculdade da "Percepção". Tanto pelo ponto de vista do **significado** descritivo, quanto pelo papel dos princípios que regem o processo da Percepção, indissociáveis à função de **discernimento** da capacidade mental; na execução da tarefa para identificar, selecionar, organizar e avaliar as informações coletadas, e efetuar o processo analítico reflexivo.

E mais, quanto a exercer o senso crítico na prática, relevante à **utilização diferencial** da palavra "Percepção" em estudos, pesquisas, textos e planos de trabalho; considerando a necessidade indispensável de levar em conta a significação semântica operacional de Percepção, pois o seu uso indiscriminado aleatório pode alterar o sentido dos resultados.

Neste texto a Percepção é comentada, como a faculdade de apreender por meio dos sentidos e da mente, a consciência de algo ou pessoa; o ato ou processo de representar a realidade do modo que se apresenta aos sentidos e não só ao intelecto; é a sensação qualitativa para interpretar estímulos, impressão ou intuição; ação e efeito; **identificação qualitativa dos significados** de alguma questão para o próprio indivíduo, e **não a sua opinião ou ideia somente.**

O termo "Significado" tem o sentido de compreensão, valor, importância, representação mental interior ou exterior psicológica, expressão de sentimentos relacionados a algo, proximidade no tempo e no espaço. Na percepção são adicionados estímulos, elementos da memória, do raciocínio, da afetividade, do discernimento, e reações próprias a cada indivíduo, por isso sabe-se que os significados perceptivos são complexos para serem obtidos e medidos. Conhecer por meio dos sentidos, no caso sensorial, implica em estar perto, próximo ou conectado de alguma forma através do processo fisiológico dos sentidos, no enfoque temporal e espacial.

A este ponto vale acrescentar a pergunta: Qual a razão para incluir o tema sobre a faculdade da percepção neste texto relacionado ao Raciocínio Analítico Reflexivo?

Além das explicações e definições apresentadas sobre os requisitos do pensamento reflexivo aplicado à análise das informações coletadas, e a conexão com a necessidade do desenvolvimento da capacidade perceptiva de discernir, distinguir, discriminar, identificar, há o interesse em reforçar a indispensabilidade quanto à **utilização diferencial** do conceito Percepção em estudos, pesquisas, textos e planos de qualquer trabalho.

Ou seja, chamar a atenção ao emprego adequado da palavra percepção, isto por causa da **tendência do uso indiscriminado da mesma em trabalhos documentados**; observação registrada por especialistas da área em relatos bibliográficos, e pela autora.

O Usuário da Informação e o Conceito Perceptivo

Algumas ilustrações descritivas de termos podem facilitar a compreensão dos usuários da tecnologia da informação, sobre as diferenças cruciais de significados conceituais que aplicados erroneamente, a exemplo em pesquisas ou em outros contextos, desfiguram e invalidam a análise dos conteúdos e dos resultados.

No caso de "ouvir" e "escutar"; ouvir refere-se à captação dos sons pela audição, mas a pessoa pode ou não interpretar o conteúdo da comunicação; já, escutar envolve atenção, entender aquilo que foi falado ou os sons, sentir, lembrar, reter na memória, considerar, ter atitudes, pensar, raciocinar, reagir ou não.

Do mesmo modo que ouvir e escutar tem significados diferentes, e são muitas vezes aplicados em conjunto, porém não são sinônimos; também entender e perceber são usados como sinônimos apesar de terem sentidos essenciais categoricamente diversos.

Entender implica em ter uma ideia, conhecer, distinguir, captar o que é observado, razão intelectual, opinar, ajuizar, ter a impressão, consciência, apreender, modo de ver, entendimento, assimilação, cognição, argumento, sensação que codifica como reação corporal imediata e instantânea sem o sentimento interior.

Agora, o conceito perceptivo chamado Percepção, constitui-se em **condição interpretativa essencial** *no exercício da tecnologia da informação e do planejamento, quanto ao raciocínio analítico reflexivo; a percepção, tem a ver com um processo orgânico regido por forças naturais ou princípios que envolvem, entre outros, os órgãos sensoriais ou* **sentidos** *(visão, olfato, paladar, audição e tato). É um modo cognitivo do indivíduo tomar conhecimento qualitativo ou quantitativo dos incontáveis estímulos circundantes e interpretar sensações através dos sentidos; associando e inter-relacionando, organizando, reconhecendo e esclarecendo informações, formando conceitos, orientando valores pessoais e o modo de agir; depende de circunstâncias, afeto, emoções, sentimentos, empatia, funções do organismo, de significados filosóficos, culturais, psicológicos, orgânicos, semióticos, mercadológicos, espirituais, religiosos, fisiológicos, da memória e de estímulos elétricos da mente. Processos* estes que atribuem significados, noções ou conceitos, ou seja um critério de valoração interpretativo, a comportamentos, atitudes, reações, observações, informações, ocorrências, situações, questões, e ao ambiente, a partir do histórico de experiências.

A "Percepção" corresponde a significados; e esta faculdade compreende um processo conceitual consideravelmente mais abrangente, daquele feito para realizar a coleta de opiniões e ideias.

A questão ligada à diferenciação entre conotações conceituais de palavras, como entender e percepção, é crucial no momento de definir objetivos de trabalho e referenciais teóricos metodológicos, e as técnicas operacionais de levantamento de informações e de atuação. No caso **de usar o vocábulo – percepção, a montagem de um instrumento de captação de informações, requer conhecimento especializado, pois é completamente diferente conceitualmente de um instrumento com a palavra – entender, que visa só a obtenção de informações sobre opiniões e ideias.**

A prevalência da palavra – perceber em estudos, pesquisas, teses, dissertações, oratória, títulos de cursos, programas e planejamentos revela que frequentemente, encontra-se no título e não aparece no conteúdo; e se é encontrada no corpo do discurso não apresenta o significado conceitual correto ao assunto; podendo invalidar resultados.

Nota-se a proliferação crescente do uso da palavra Percepção nos mais variados contextos; a conceituação especializada do termo evita o emprego desta como se fosse um **"jargão" ou "código" de significado indefinido, tornando análises e resultados não fidedignos.** A tendência do uso da palavra Percepção, de modo incorreto na ciência é questionável. Para suprir tais erros nesse caso é indispensável proceder a delineação de definições conceituais de cada termo chave, antes de desenvolver qualquer trabalho teórico ou prático.

Referências Bibliográficas

Brandão MAG, Martins JSA, Peixoto MAP, Lopes ROP, Primo CC. Reflexões teóricas e metodológicas para a construção de teorias de médio alcance de enfermagem. Texto Contexto Enferm. 2018 Jan; 26(4):1-8. (acesso 01 de Março de 2018). Disponível em: www.scielo.br/scielo.php?pid=S0104-07072017000400612&cscript=sci...tlng...

Cerullo JASB, Cruz DALM. Raciocínio clínico e pensamento crítico. Rev Latino-Am Enferm. 2010 Jan/Fev; 18(1):1-6. [acesso 16 de Julho de 2018]. Disponível em: www.scielo.br/pdf/rlae/v18n1/pt_19.

Peixoto TASM, Peixoto NMSM. Pensamento crítico dos estudantes de enfermagem em ensino clínico: uma revisão integrativa. Rev Enf Ref. 2017 Jun; 4(13):1-6. (acesso 01 de Março de 2018). Disponível em:
www.scielo.mec.pt/scielo.php?script-sci_arttext&pid=S0874...

Fontes Consultadas

Bittencourt GKGD, Crossetti MGO. Habilidades de pensamento crítico no processo diagnóstico em enfermagem. Rev Esc Enferm USP. 2013; 47(2):341-7. [acesso 10 de Abril de 2019]. Disponível em:
www.scielo.br/pdf/reeusp/v47n2/10.

Derenzi AB. Percepção e o ambiente de trabalho. [online]. 2009;1. [acesso 10 de abril de 2019]. Disponível em:
www.administradores.com.br/artigos/carreira/percepção-e-o-ambiente-de.../31366.

Gouveia EL, Roazzi A, Moutinho K, Dias MGBB. Raciocínio condicional: influências Pragmáticas. Estudos de Psicologia. 2002; 7(2):217-225. [acesso 10 de Abril de 2019]. Disponível em:
www.scielo.br/pdf/epsic/v7n2/a03v07n2.

Silva JÁ, Marinho JCB, Silva GR, Bartelmebs RC, Silveira JB. Sensação e percepção no contexto dos estudos em epistemologia genética. Rev Eletr Psicol. 2014 Ago/Dez; 6(2):1-17. [acesso 10 de Abril de 2019]. Disponível em:
www2.marilia.unesp.br/revistas/index.php/scheme/article/view/4652/3412.

Souza ERC. O conhecimento intuitivo. In: Schopenhauer e os conhecimentos intuitivo e abstrato: uma teoria sobre as representações empíricas e abstratas [online]. São Paulo: Editora UNESP; São Paulo: Cultura Acadêmica. 2015;69-96. [acesso 15 de Abril de 2019]. Disponível em:
books.scielo.org/id/g3p7n/pdf/souza-9788579836879-04.

Vidor A. A intuição como preâmbulo à ciência: um estudo de abordagem filosófica. Saber Humano. 2012 Jun; 2:1-9. [acesso 10 de Abril de 2019]. Disponível em:
https://saberhumano.emnuvens.com.br/sh/article/download/2/25.

Yura H, Walsh M. The nursing process. New York: Appleton-Century-Crofts; 1978: 65-75.

Capítulo **15**

O Método Analítico Reflexivo

O Método e a Mente Reflexiva

O Método Analítico Reflexivo (MAR) é parte integrante do Marco Teórico: Sinergia Dinâmica de Processos, como visualizado no Mapa Conceitual 1, Capítulo 4.

E como tal é instrumento de representatividade do conhecimento, que neste contexto, além de compor teoricamente os elementos do Marco Teórico tem **funções práticas** moduladoras metodológicas de todos os **processos sistêmicos conceituais, inclusas as do Modelo de Organização da Enfermagem e as de raciocínio analítico reflexivo.**

O Método Analítico Reflexivo (MAR) é formado pela moldagem de uma estrutura ou trajetória normativa operacional de trabalho, em sequência organizada de etapas, enunciados ou conceitos, diretrizes do pensamento e critérios científicos, direcionando as ideias e questionamentos na busca do saber para a comprovação ou não de determinados conteúdos. O Método é um esquema de preceitos básicos a seguir na visão teórica/prática e prática/teórica, para desenvolver uma intenção. Levado a efeito segundo um plano, princípios, regras, tarefas, processos sistemáticos racionais; utilizando técnicas de ação para guiar a realização de tarefas e procedimentos.

O paradigma do MAR é consubstanciado ou formatizado por conceitos próprios, inclusos os de Sinergia Reflexiva, e ainda outros. Ativados mediante mecanismos de Inter-Relação Retroativa Dinâmica presentes nos Processos Sinérgicos de trabalho. Conferidos à "Ferramenta de Base", que compõe o Método, e ilustrada pelo **desenho figurativo de palavras e setas**; sendo que os seus indicadores visam direcionar a análise reflexiva dos conteúdos inseridos nas etapas ou fases deste para estudo e consideração.

O MAR não é um critério definitivo, pois o conhecimento está sempre em transformação, e para tanto pode ser reprogramado para minimizar a subjetividade das inferências e conclusões. Ajustamentos induzem à reflexão sobre modos alternativos de ação e compreensão. Esta perspectiva procura evitar que as regras do MAR se tornem cilada limitante à mente reflexiva e ao desempenho operacional, mas que se apresentem como possibilidades mais exequíveis e efetivas ao desempenho dos processos de trabalho.

A Atitude Mental de Pessoas Interagindo e o Método

No significado de Sinergia Dinâmica de Processos estão inseridos vários conceitos básicos expressos na obra, e um destes diz respeito às características dos profissionais de enfermagem, que são os Indivíduos ou Pessoas Interagindo, e em sentido implícito, se assemelham a "forças propulsoras" acionando todos os processos sistêmicos operacionais humanos e tecnológicos, como promotores executivos das etapas do trabalho teórico/prático e prático/teórico. Este conceito encontra-se integrado ativamente ao plano do Modelo de Organização da Enfermagem e ao Método Analítico Reflexivo.

Tais afirmações referentes a pessoas interagindo são aplicadas também à complementaridade operacional dos processos de trabalho feita através do Método Analítico Reflexivo. E sendo o Método acionado por pessoas interagindo entre si e utilizando os meios técnicos e científicos, já, a formação dos profissionais para exercer tais procedimentos, requer entre tantos requisitos, o cultivo de atitudes pessoais facilitadoras para conduzir o trabalho.

A relação das qualificações de atitudes pessoais essenciais é extensa; e neste contexto é salientada a atitude mental do enfermeiro, a qual tem papel preponderante na ativação do raciocínio ou pensamento pelo uso do Método Analítico Reflexivo.

Autores tem publicado suas ideias sobre a importância do planejamento e organização do trabalho como sendo uma das fontes de motivação da realização ou satisfação pessoal no exercício profissional. Por outro lado, a atitude mental imbuída de bem-estar pelo que agrada de ser realizado, gera uma vontade ou desejo pessoal mais favorável de praticar atividades produtivas de melhor qualidade.

GONÇALVES et al (2016) no estudo intitulado "Atitudes e o prazer/sofrimento no trabalho em saúde mental" investigam a existência da relação entre os perfis atitudinais e a dinâmica prazer/sofrimento em trabalhadores de Serviço de Saúde Mental; observando que os perfis atitudinais mais positivos estão diretamente ligados à vivência do prazer no trabalho. Sugerem que sejam ofertados aos profissionais programas de capacitações.

Pessoas que investem tempo para pensar e raciocinar com atitude proativa, flexível e compreensiva, de modo a alternar a reflexão com suas atividades físicas e mentais diárias, apresentam mais propensão para superar dificuldades; para interpretar as sensações internas e as advindas do ambiente, como as entendidas através de relacionamentos interpessoais construtivos; ainda tem mais propensão para fazer decisões pertinentes quanto às atividades a serem realizadas. O quanto possível, indivíduos satisfeitos atuando em ambientes seguros e organizados tem no geral menos incidentes de trabalho e melhor produtividade mental e física.

Procedimentos feitos individualmente e pela interação com outras pessoas, que segundo o comentado neste texto é favorecido quando as pessoas têm atitudes mentais de satisfação naquilo que realizam, tanto pela organização no trabalho, como por cultivarem a satisfação até no trabalho mental de raciocínio analítico reflexivo reutilizando o tempo para priorizar tarefas e revitalizar a produtividade, esses procedimentos tornam-se favorecidos pelo uso de métodos sistemáticos aplicados aos procedimentos.

Cabe aos profissionais de enfermagem selecionarem os métodos de trabalho; uma das sugestões é a do uso do método analítico reflexivo na gestão das suas atividades.

Modelagem do Método Analítico Reflexivo

No paradigma do Método Analítico Reflexivo (MAR) está inserido o Instrumento chamado de Ferramenta de Base; uso recomendado pelo efeito ativador do processo de trabalho do Método, baseado em Sinergia Reflexiva, com características tecnológicas sistemáticas, programadas para conduzir a atividade mental do raciocínio analítico reflexivo dos indivíduos que desempenham as funções de gestores dos processos.

DANIEL apresenta a primeira publicação do Instrumento, no livro Enfermagem: Modelos e Processos de Trabalho, em 1987. E desde então realiza uma observação evolutiva aleatória, quanto ao seu uso em práticas diversificadas por profissionais, além do desempenho feito só pela enfermagem; o que fortalece a decisão de complementar a Ferramenta com nomenclatura revisada, e propriedades adicionais peculiares, no sentido de ampliar: os conceitos teóricos e práticos, a forma do desenho, as funções relacionadas aos processos afins, as regras de utilização, e as modalidades operacionais.

O Instrumento é denominado, Ferramenta (FB). Sendo que a nomenclatura refere-se à espécie peculiar da forma modelar, aparência, configuração metodológica, figura desenhada simbolicamente representativa de modelo analítico com potencial teórico e prático; e a palavra "Base" refere-se à sustentação, estrutura, apoio, cujo conteúdo conceitual sistemático teórico e prático é mais **significativo na sua substância do que na forma em si.**

A junção das duas palavras consiste na classificação de processo ferramental integrado ao Marco Teórico: Sinergia Dinâmica de Processos, como um mecanismo teórico, operacional, técnico e analítico, complementar às atividades dos profissionais.

A Ferramenta de Base (MAR-FB) consiste de estrutura representativa diretriz, de forma escrita, palavras e símbolos gráficos, contendo princípios de natureza sistemática (exposição sobre Sistema encontrada no Capítulo 8); composta por um conjunto de enunciados, etapas ou módulos conceituais em sequência, de modo exequível, articulado, ordenado e lógico. Tendo a função de ativar os processos analíticos dos conteúdos inseridos nas etapas operacionais de trabalho (descrição de Processos no Capítulo 8). Com propriedades de inter-relação retroativa dinâmica no enfoque Holístico e em âmbito teórico/prático e prático/teórico. No entendimento de que: é regida por leis, a priori, pela lei da Causalidade, na visão dos princípios de variabilidade, expressa conforme a provável ou improvável correlação de Princípio, Causa, Prática, Efeito.

As funções e técnicas de trabalho com a Ferramenta de Base contém mecanismos ou regras de implementação, aplicáveis aos procedimentos de gestão da Sistematização dos Processos de Trabalho em Enfermagem. E descritas nos próximos textos e capítulos.

A Ferramenta de Base

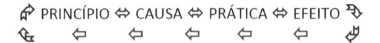

A Ferramenta de Base para uso operacional pode ser desenhada na direção horizontal ou vertical; as setas circulares externas ilustram apenas a inter-relação retroativa.

Módulos da Ferramenta de Base (FB)

A Ferramenta de Base apoia-se em configuração morfológica conexa a uma figura com formato original, regulada por normas, em que cada uma das suas fases tem articulação lógica, e aparecem claras na formulação visual, e tátil, no caso de estar adaptada ao sistema de relevo usado na "linguagem" Braille, para pessoas com limitação visual.

As fases, etapas ou módulos conceituais são ilustrados por palavras, a saber: PRINCÍPIO, CAUSA, PRÁTICA, EFEITO. Sendo que, entre as palavras, e no seu entorno há Setas, cujas funções essenciais estão qualificadas imaginativamente quanto a mimetizar ou passar a impressão de movimento, motricidade, dinamismo, interatividade e plasticidade ao postulado da FB. O uso das Setas integra, de maneira representativa, os princípios de inter-relação retroativa dinâmica. Todo o Processo Sistêmico realizado com a FB é considerado como um Modelo de Trabalho teórico/prático e prático/teórico Sinérgico, no sentido operacional, para levar a efeito o raciocínio analítico reflexivo.

A Ferramenta de Base e seus Significados

Princípio: conhecimento, saber, raiz, origem, força que induz a acontecer, início, motivos fundamentais em função de valores, ideologia, aquilo que fundamenta a causa, convicções, princípios científicos, noções elementares, rudimentos, essência, normas, razões básicas, suporte, diretrizes, poder, crenças, história, mores culturais, filosofia norteadora, forças naturais, experiência prévia, contexto anterior, espaço temporal, antecedentes, começo, influência antecessora, leis naturais e morais, ética, genética, fé inteligente, morbidez, resultados de pesquisas, condições financeiras, burocracia, imperícia, leis em geral.

Causa: fenômeno que desencadeia o acontecimento, agente atuante que faz acontecer, fator interferente, fonte do problema, fonte do acontecimento ou situações, ação dos elementos da conjuntura, da ecologia, dos indivíduos, dos materiais, ambientais, fenômenos que agem como estímulo preponderante ou inicial, motivo, razão, aquilo que faz existir ou acontecer, condição que leva a acontecer ou a reações, fatos provocadores, condições que produzem efeitos, cataclismos.

Prática: desempenho, atuação, técnicas usadas, ações eficientes ou prejudiciais, ações eficazes ou imperícia, encargos, execução de atribuições, interferências humanas, prática de origem teórica ou de ações, procedimentos, uso ou não de recursos em geral, operacionalidade, realizações, comunicabilidade, formas de interagir, atitudes, execução de atividades, produtividade, uso de mecanismos ou instrumentos de trabalho, assistência, incorporação de conhecimentos à prática, entendimento, uso do raciocínio.

Efeito: resultados, consequências, produto de saída, reações, resultante de ações, evidência final, concretização ou não de objetivos, o que acontece depois, fatores de retroalimentação, repercussão, soluções, rendimento, impactos, sequelas, seguimento.

A Ferramenta-FB na Visão de Sinergia Dinâmica de Processos

Na modelagem do Método Analítico Reflexivo, como já ilustrado, está presente a FB com uma descrição de características conceituais, estruturais, funcionais, e de significados das propriedades de cada fase; com o fim de facilitar o entendimento de indivíduos proativos interagindo, para realizar o processo de operacionalização das atividades práticas ou teóricas.

Este sistema de trabalho é uma das partes integrantes da Essência Conceitual do Marco Teórico: Sinergia Dinâmica de Processos, levado a efeito por processos operacionais de trabalho, em inter-relação retroativa dinâmica, (mostrada no Capítulo 3); na qual a Ferramenta de Base está inserida; que é regida a priori, por conceitos da lei da Causalidade, na visão de variabilidade, expressa conforme a provável ou improvável correlação de princípio, causa, prática, efeito.

Sabe-se que o tema "Causalidade" tem sido comentado ao longo da história por estudiosos, resultando em múltiplas concepções, assim sendo, a variabilidade de ideias controvertidas deixa uma oportunidade para explorar o assunto sob outras perspectivas.

Considerando que a apresentação das diversidades de ideias tem sido motivos impulsionadores para o notório progresso criativo ocorrido nas disciplinas de enfermagem, fica aberta a oportunidade para o discurso crítico, quanto à interpretação do conceito causalidade expresso neste contexto. Há espaço para a análise reflexiva.

Princípios de Causalidade do Método Analítico Reflexivo

A prática do processo pelo o uso da Ferramenta de Base, sob o prisma da causalidade, salienta certas características teóricas e de aplicação operacional:

O conceito "Princípio" inserido na fase inicial do processo FB adquire papel substancial ao serem analisadas as informações ali contidas. A singularidade da introdução desse vocábulo no conjunto modular é reconhecidamente essencial por fornecer os conteúdos referenciais de origem, à análise reflexiva de todo o processo. No geral, de início é comum o foco das análises se deterem em conteúdos colocados na fase-causa; contudo, o que está na raiz dos problemas, questões ou situações, fase-princípio, ajuda a compreender e codificar mais precisamente os quesitos causais; há relatos informais de profissionais que atentam ao fato. As informações que antecedem as causas tem influência muito mais abrangente ao considerar aspectos globais de enfermagem, na busca de soluções gerais. A exemplo, de questões pertinentes à alçada de resolução administrativa superior: como no caso de acidentes ocorridos (causa), por conta de equipamentos danificados (princípio).

••

A visão de variabilidade dos conteúdos ou informações inseridos em cada fase do instrumento, para passarem pela análise reflexiva, com probabilidades determinantes ou não, é influenciada por conta da ação de pessoas, as quais possuem o predicado inato do livre arbítrio, e são afetadas por forças internas e externas; e têm o poder de decisão.

••

A FB consiste de instrumento ajustável e moldável à gestão de processos.

••

Os princípios fundamentais do Marco Teórico: Sinergia Dinâmica de Processos estão presentes nos elementos que compõem o Método Analítico Reflexivo, a saber, os princípios: constituintes de natureza própria dos sistemas; constituintes do Modelo de Organização da Enfermagem; indicadores de inter-relação retroativa dinâmica; figurativos geométricos do Domo Geodésico Análogo; diagramadores dos mapas conceituais; indicadores ideológicos; indicadores da visão Holística; diretrizes de processos operacionais nos ambientes de trabalho; diretrizes do instrumento FB; formadores de relacionamento interpessoal; processadores do formalismo sinergia reflexiva.

••

Trabalhar com o foco no Alvo, em função de Resultados esperados pressupõe que os fatores circunstanciais que ocorrem no percurso dos processos influenciam o todo.

••

A mola mestra geradora de resultados favoráveis consiste em levar atividades a efeito através de relacionamentos interpessoais, regidos por princípios de psicodinâmica. Sendo que pessoas atuam sobre sistemas inter-relacionados e em retroatividade, pela gestão de processos de trabalho, fundamentada na concepção de sinergia dinâmica.

••

O uso adaptado dos princípios de causalidade variável, de inter-relação retroativa, aos processos sistêmicos baseia-se na premissa de que fenômenos e eventos incidem sobre os processos conceituais, influenciando na viabilidade destes de serem utilizados adequadamente ou não.

••

•••
A visão Holística de compreender, planejar e assistir pessoas, em face às incontáveis características mutantes, determinantes ou não, das necessidades humanas básicas do organismo humano, consiste de razão primordial das responsabilidades dos profissionais de enfermagem. Para administrar um espectro de vaiáveis de abrangência tão ampla, regidas por princípios que ainda requerem ser mais conhecidos e identificados, é preciso continuar a aprimorar a capacitação para o trabalho nessa área. Assim sendo, no contexto de causalidade circunstancial, pressupõe-se que uma das formas de trabalho já testado e a ser desenvolvido, é útil quando levado a efeito mediante técnicas de desempenho orientadas por princípios dos processos sinérgicos de raciocínio analítico reflexivo.

•••
Além dos princípios que regem a variabilidade causal referirem-se a fenômenos ou eventos, igualmente são aplicáveis a um amplo leque de outras condições, a exemplo: fatos, questões, situações, processos, objetos, dados, conteúdos, observações, resultados, problemas, ações, comportamentos, atitudes, programas, modelos, normas, informações, referências, depoimentos, atividades, histórico, críticas, acontecimentos, incidentes, vida, existência, morte, desastres, notícias, procedimentos, interações, tarefas, pesquisas, ideias, regras, repercussões, documentos, estudos, planejamentos, reações, sistemas, práticas, patologias, cálculos, organização, quantidade, qualidade, legalidade, publicidade, padrões, fiscalização, controles, e tantas condições de ilimitado alcance.

•••
O conhecimento sobre causalidade, variabilidade, provável ou improvável correlação das inter-relações identificáveis nas experiências da vida e nos processos de trabalho têm sido alvo de estudiosos, cujas ideias seguem linhas diversificadas de pensamento, e por vezes apresentam conceituações controvertidas entre estudos. O acervo dessa gama de registros na literatura histórica torna complexa a decisão de quais definições escolher em meio a racionalizações variáveis. A escolha de hipóteses abre espaço à criatividade, havendo o risco construtivo de contestações e discordâncias.

Desta feita prossegue a exposição sobre causalidade no cenário da obra, em visão interpretativa, pois leis e princípios fazem parte do universo natural a ser conhecido.

As ideias de WANDELT (1970) explicam certas características do assunto, sendo que as relações delineadas entre fatos permanecem as mesmas e servem aos mesmos propósitos quer vistas como teoria, princípio ou lei. Na minuciosa sequência descritiva de WANDELT é preciso ler com atenção os comentários quanto às relações entre fenômenos que são correlacionados e não são de causa-efeito; sabendo que onde há relações de causa-efeito também há interações correlacionadas. Comenta que é seguro propor, somente relacionamentos de correlação; e propor relacionamentos de causa-efeito, no geral, é arriscar a possibilidade de erro. Porém, insistir na possibilidade de erro, afirmando que não há relacionamentos de causa-efeito, há o risco de errar através do uso de ações inadequadas. E amplia o assunto para esclarecer outras possibilidades na compreensão desses conceitos; de modo que quando um fenômeno existe, o segundo também existe; e quando um fenômeno muda, o inter-relacionado muda.

Este raciocínio implica em rever a praticidade de tais detalhes técnicos minuciosos, se bem que válidos, pois a busca por soluções práticas às necessidades encontradas se sobrepõe ao risco de omissão. A capacitação prévia favorece a tomada de decisões.

A análise dos significados funcionais e circunstanciais dos problemas ou situações ajuda a discernir sobre a intervenção adequada.

Coligar ou associar informações, cujas forças operantes, ou significados funcionais, têm uma conexão sistemática entre seus valores circunstanciais a fim, é um dos princípios a considerar ao realizar o processo de análise. Há condições a serem pensadas, a exemplo: a diferença de sexo pode não implicar necessariamente em mais força ou menos força. Então, analisar questões no sentido de causalidade, na visão dos princípios de variabilidade expressa conforme a provável ou improvável correlação de princípio, causa, prática, efeito, requer analisar os detalhes característicos de cada situação.

Variabilidade leva em conta alternativas de características, tendências, alterações de qualidade e quantidade, ausência de constância, polivalência, descrição de dados diferentes, biodiversidades, possibilidade de múltiplas varáveis, e demais.

Neste livro, adotar uma lista de regras rígidas a seguir, seria procedimento desalinhado ao teor de entendimento ajustável à sinergia dinâmica de processos; embora, sejam respeitados princípios científicos fundamentais, e conhecimentos de enfermagem.

A razão de considerar os princípios de variabilidade no sentido de causalidade, é servir de orientação e diretriz na realização dos procedimentos relativos à gestão do trabalho.

Referências Bibliográficas

Daniel LF. Enfermagem: modelos e processos de trabalho. São Paulo: Editora Pedagógica e Universitária; 1987. 117.

Gonçalves AM, Vilela SC, Terra FS, Nogueira DA. Atitudes e o prazer/sofrimento no trabalho em saúde mental. In: Attitudes and pleasure/suffering in mental health. Rev Bras Enferm [online]. 2016; 69(2):245-53. [acesso 07 de Agosto de 2018]. Disponível em: DOI: http://dx.doi.org/10.1590/0034-7167.2016690209i.

Wandelt M. Guide for the beguinning researcher. New York: Appleton-Century-Crofts; 1970. 63-82.

Fontes Consultadas

Bastos Filho JB. Causalidade, (in) determinismo e (im) previsibilidade. Por que o conceito de causa, é tão importante? Rev Bras Ens Fis. 2008; 30(3):3304. [acesso 15 de Abril de 2019]. Disponível em:
www.scielo.br/pdf/rbef/v30n3/3304.

Lisboa LF. Evolução do conceito de causa e sua relação com os métodos estatísticos em Epidemiologia. Rev Einstein. 2008; 6(3):375-7. [acesso em: 15 de Abril de 2019]. Disponível em:
apps.einstein.br/revista/arquivos/PDF/996-v6n3aRB966portp374-7.

Pereira AH, Diogo RCS. Análise do raciocínio clínico do graduando em Enfermagem na aplicação da Sistematização da Assistência de Enfermagem. J Health Sci Inst. 2012; 30(4): 349-53. [acesso 21 de Abril de 2019]. Disponível em:
https://www.unip.br/presencial/comunicacao/.../ics/v30_n4_2012_p349a353.pdf.

Polit DF, Hungler BP. Nursing research: principles and methods. 2nd ed. J B Lippincott; 1983. 118-122.

Prefeitura do Município de São Paulo. Secretaria Municipal de Saúde. Uso do Diagrama de Causa-Efeito como instrumento de avaliação de fatores associados à infecção hospitalar primária da corrente sanguínea, infecção hospitalar do trato urinário e pneumonia hospitalar. Informe Técnico n°24; atualizado e revisado julho/2014. 1-4. [acesso 21 de Abril de 2019]. Disponível em:
www.prefeitura.sp.gov.br/.../informe_tcnico_24_diagrama_de_causa-efeito_-_atualiz...

Tavares CMM. Análise crítica de uma experiência de integração do estágio de enfermagem em saúde mental ao Sistema Único de Saúde. Rev Esc Anna Nery. 2006 Out/Dez; 10(4):1-6. [acesso 21 de Abril de 2019]. Disponível em:
revistaenfermagem.eean.edu.br/detalhe_artigo.asp?id=174._

Capítulo **16**

Sistematização do Trabalho pelo Método Analítico Reflexivo – Ferramenta de Base

Análise do Sistema MAR-FB

A análise de sistemas consiste de procedimentos planejados indispensáveis a qualquer processo de trabalho em enfermagem, específico ou geral.

Inclui desenvolver, analisar, projetar, implementar, gerenciar, atualizar, inovar e avaliar modelos e métodos de trabalho para o processamento racional de informações, tanto através do modo automatizado ou computadorizado, como do modo direto, mental e escrito manualmente.

O Método Analítico Reflexivo tem como um dos suportes teóricos os conceitos de Sinergia Dinâmica de Processos descritos nos capítulos anteriores; e apoia-se na sugestão de parâmetros ou regras práticas do fazer para a operacionalidade do instrumento de análise de informações, servindo como um dos processos da sistematização do trabalho na Análise de Sistemas de Enfermagem.

A propósito, a Tecnologia da Informação é aplicada em enfermagem a conteúdos de referências observáveis, captadas pelos sentidos e atuação física, e através da comunicabilidade e meios técnicos de trabalho, obtidas seguindo a trajetória do método científico, das quais a análise de sistemas é parte integrante.

A sistematização do trabalho em enfermagem através do método científico consiste da raiz ou base essencial provedora dos conteúdos informativos ao MAR-FB.

As informações registradas para o estudo analítico referem-se, entre tantas, a fatos, questões, situações, processos, objetos, sujeitos, dados, conteúdos, observações, resultados, pesquisas, bibliografia, problemas, ações, comportamentos, atitudes, vida, programas, modelos, normas, depoimentos, atividades, histórico, críticas, ocorrências, acontecimentos, incidentes, morte, desastres, notícias, procedimentos, interações, tarefas, ideias, regras, repercussões, documentos, planejamentos, reações, sistemas, praticas, cálculos, legalidade, publicidade, fiscalização, controles, saúde, doença.

Selecionar Questões para Análise

Buscando o pensar analítico reflexivo chega-se à realidade da quantidade e qualidade de alternativas das questões possíveis a serem selecionadas, identificadas, analisadas, projetadas, gerenciadas, discutidas, implementadas, processadas e avaliadas.

A bibliografia de enfermagem das últimas décadas mostra um acervo amplo sobre o assunto relacionado à sistematização, planejamento, gerenciamento, e principalmente quanto ao tema – Problemas. Salientando a importância do conhecimento adequado destes ao proceder qualquer plano de trabalho nas áreas diversificadas de enfermagem.

A propósito, a etapa do método científico na qual são identificadas e selecionadas as informações, inclusos problemas, contém requisitos técnicos de caráter crítico e minucioso a serem levados em conta; pois informações representam a fonte de conteúdos essenciais para embasar todas as etapas subsequentes.

No geral, ainda ocorre que após a coleta de informações através dos meios convencionais é feita em seguida a realização do diagnóstico de enfermagem, sem terem sido feitos antes procedimentos sistemáticos de análise destas.

Esta prática comprova a ausência de verificação metodológica da natureza, qualidade, quantidade, origem, causa, relação entre questões, opinião dos sujeitos, prioridades, nível de dependência, recursos, interferência profissional, fatores favoráveis e outros.

A Bibliografia sobre o assunto encontra-se disponível para consulta e ampliação do conhecimento, visando alcançar uma compreensão da dinâmica do trabalho em enfermagem, no tocante a execução de planejamentos tecnicamente formulados; e como dito, no entendimento dos problemas ou questões identificados, que são a base para realizar diagnósticos pertinentes às necessidades ou situações encontradas.

A sistemática de trabalho baseada no Marco Teórico: Sinergia Dinâmica de Processos contribui com subsídios ao Processo do Método Analítico Reflexivo, utilizando os recursos constituintes do Marco, bem como a utilização do instrumento Ferramenta de Base (FB) como meio tecnológico para processar o conhecimento de informações na execução de qualquer tarefa de enfermagem.

Esta sistemática que inclui a FB recomenda ações que atendam aos requisitos das condições existentes identificadas no decurso do processo de planejamento ou em situações isoladas, às quais se refere o elenco de informações coletadas, inclusive as ações de interatividade dos profissionais sobre as Informações de multivariadas naturezas selecionadas para o estudo e processamento analítico.

Os indicadores da FB visam direcionar a análise reflexiva dos conteúdos inseridos nas etapas ou fases deste. Consistindo de estrutura ferramental contendo princípios de natureza sistemática, composta por um conjunto de enunciados, etapas ou módulos conceituais em sequência de modo articulado, funcional, ordenado e lógico.

Tal prática processual sugere suprir em parte, os prejuízos causados pela fenda metodológica notada atualmente no desempenho sistemático entre as etapas de qualquer planejamento em enfermagem. Por falta de ferramentas analíticas contendo estratégias técnicas operacionais para explorar, comparar, cotejar, inter-relacionar retroativamente, classificar, categorizar, sintetizar, raciocinar e concluir, que conduzam a medidas resolutivas parciais ou plenas; visando o reconhecimento mais efetivo entre questões levantadas e a determinação do diagnóstico. Aplicando-se o mesmo critério às demais fases dos procedimentos pelo uso do método científico, inclusive em pesquisa ou outra área de atuação teórica ou prática.

Funções da Ferramenta de Base

1. Aplicação teórica e prática do Marco de Sinergia Dinâmica de Processos.
2. Referencial ideológico e ético para as ações de Enfermagem.
3. Ferramenta técnica útil para conduzir o raciocínio analítico reflexivo.
4. Padrão teórico, prático e criativo de novos modelos e métodos.
5. Função do enfermeiro com participação da equipe de enfermagem.
6. Dispositivo metodológico sistemático ativador dos processos.
7. Planejamento de projetos e programas computadorizados ou manuais.
8. Técnica programática para planejar as ações interpessoais e as atividades humanas, e os planos de sistematização, utilizando o MOE e outros modelos.
9. Organização dos mecanismos de inter-relação retroativa dinâmica dos processos sistêmicos de trabalho, no enfoque Holístico.

10. Identificação de variabilidades, probabilidades, sínteses e resultados.
11. Priorização e especificação de tarefas, tempo, espaço, recursos, resolução seletiva das questões simples até as complexas, diagnósticos, avaliações, conclusões e documentação.
12. Realização dos procedimentos analíticos, entre tantos, de problemas, situações, informações, situações, fatos, questões, ações e conclusões.
13. Categorização dos resultados encontrados nas questões analisadas.
14. Gestão do aprimoramento de habilidades das pessoas, quanto as experiências de vida, a resiliência, a capacidade de reflexão proativa, o equilíbrio na tomada de decisões individuais e conjuntas, a harmonizar as relações interpessoais, e a promover uma qualidade de trabalho profissional de modo a atender as necessidades básicas das pessoas.
15. Ferramenta para orientar a análise reflexiva da presença de conflitos operacionais de gestão, e encontrar soluções criativas.
16. Adequação das estratégias de trabalho para produzir vantagens e benefícios, sem permitir que os métodos e sistemas utilizados se tornem em armadilha restritiva tecnológica prejudicial à criatividade; e promovendo ajustamentos contínuos no emprego dos sistemas e processos de trabalho.
17. Função de exercício da mente para chegar a procedimentos testáveis, pesquisas, e divulgação documentada. A prática repetitiva dos processos de trabalho facilita a tomar decisões mais produtivas e a efetuar inovações.

Ferramenta de Base – Gestão Proativa do Processo de Utilização

O processo de raciocínio analítico reflexivo esquematizado sob a denominação de Visão Geral do Processo de Análise Reflexiva consiste de uma série de procedimentos dispostos em fases, diretrizes que mostram a trajetória do método, passo a passo, ilustrada em cada fase, para a realização prática do trabalho operacional pela Ferramenta de Base. Sendo que os conteúdos inseridos em cada fase, fundamentam-se em primeiro lugar, em todos os **conceitos e preceitos** descritivos apresentados nos Capítulos anteriores, e em segundo lugar, mostram a **sequência sistemática sugestiva para conduzir a gestão das ações gerais do processo analítico.**

PRINCÍPIO ⇔ CAUSA ⇔ PRÁTICA ⇔ EFEITO

VISÃO GERAL DO PROCESSO DE ANÁLISE REFLEXIVA

> **1.** Capacitação dos Indivíduos Interagindo. Senso Crítico Reflexivo. Atividades de Sistematização Prévia à Seleção da Análise.

↕

> **2.** Identificação e Especificação da Questão ou Situação de Análise. Seleção e Listagem das Informações, Evidências ou Problemas.

↕

> **3.** Inserção das Informações Pertinentes nas Etapas da Ferramenta. Sintetização do Número e Conteúdo de Informações nas Etapas.

↕

> **4.** Análise Exploratória das Informações Inseridas em cada Etapa. do Raciocínio Analítico Reflexivo – Interpretação.

↕

> **5.** Classificação, Categorização e Estabelecimento de Correlações. Indicação de Conteúdos Teóricos, Conceituais (MOE), Práticos.

↕

> **6.** Identificação de Inter-Relações Retroativas, Prioridades, Limitações, Recursos, Projetos, Ações Interpessoais, Ética, Enfermagem-Papel.

↕

> **7.** Síntese dos Resultados, Registro, Documentação. Avaliação Crítica, Revisão- Enfoque Humano, Holístico, Científico.

↕

> **8.** Reinserção Retroativa dos Resultados do Processo de Princípio, Causa, Prática, Efeito no Plano em Questão

↕

> **9.** Integração dos Resultados ao Processo de Sistematização do qual as Questões e Informações se originaram.

Certos questionamentos ajudam a entender com mais objetividade a dinâmica deste processo de trabalho. Um destes é: Como o Marco Teórico com princípios Sinérgicos atua sobre a aplicação do processo na prática?

A Arte e a Ciência do "Pensar" em Enfermagem representam papel indissociável de todas as atividades teóricas e práticas desta. Por conseguinte, os elementos componentes da Essência Conceitual do Marco Teórico concentram conceitos diretivos, tanto no sentido de aprendizagem como de aplicação no desempenho da profissão.

Os quais estão apoiados em "forças originais", padrões de referência, ou princípios, cujas características de base têm a função de acionar processos com propriedades de Inter-Relação Retroativa Dinâmica na perspectiva Holística. Orientando e conduzindo os procedimentos do trabalho mental do pensamento pelo uso da Ferramenta de Base, do MOE, de recursos cognitivos dispostos na bibliografia de enfermagem, e das ações de comunicação e interatividade humana, sustentadas por atitudes pessoais facilitadoras à busca de soluções propícias.

Outro questionamento é: Como fazer com que o cultivo constante da habilidade do "Pensar" conduza a reações mais produtivas, efetivas, simplificadas, criativas, agradáveis, construtivas e resolutivas?

As necessidades da profissão de enfermagem sinalizam a alcançar dimensões elevadas dos níveis de consciência para continuar a desenvolver a potencialidade da mente, do pensamento, da sensibilidade perceptiva e da capacitação pessoal para tornar o processo de decisão, ao fazer planejamentos, condizente às demandas circunstanciais da existência.

• •
O exercício mental repetitivo, habitual e persistente, pela estimulação do raciocínio analítico reflexivo contribui à desenvoltura da habilidade para adquirir melhor entendimento e conhecimento de questões profissionais e existenciais. Levando em conta que informações fidedignas favoreçam a sequência evolutiva do planejamento, de conclusões e resoluções adequadas. O processo de reflexão torna cada vez mais célere e eficiente fazer novas análises; a prática e mais prática torna o processo operacional uma atividade que flui com facilidade, como uma ocorrência natural e indispensável. Profissionais que utilizam o método confirmam o fato, tanto em relação ao aprimoramento do trabalho mental, capacitação interpessoal e resultados. Há a expectativa de que os enfermeiros pesquisadores investiguem este método de trabalho.
• •

FIGURA 2 O PROCESSO DA ANÁLISE REFLEXIVA – REGRAS DE UTILIZAÇÃO

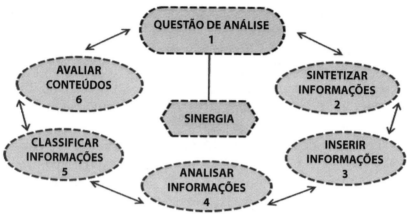

1. **Identificar** e especificar a questão de análise, situação ou problema e objetivo da análise, com base em evidências práticas ou teóricas verificadas no processo prévio de sistematização realizado.
2. **Sintetizar** informações e ideias, priorizar dados pertinentes, definir termos, prezar a imparcialidade, o senso crítico e a ética, dialogar com pessoas afins para obter informações adicionais, **decompor em partes unitárias as informações**, simplificar, selecionar as evidências materiais e os registros documentados.
3. **Inserir** as informações nas etapas da Ferramenta FB de modo manual ou informatizado, segundo os significados de cada etapa ou módulo conceitual da Ferramenta (ver instrução no Capítulo 15). **A configuração ou modelagem das etapas pode ser desenhada na direção vertical ou na horizontal para executar o processo.**
4. **Analisar** os conteúdos ou referências inseridos nas etapas **adequando** as regras a cada informação e questão; as regras são mecanismos a serem ajustados conforme seja necessário. A análise detalhada requer o uso de técnicas de **investigação** e **interpretação**. A compreensão dos significados dos conteúdos requer pensar e exercitar o raciocínio analítico reflexivo e conhecer a origem das questões, e a importância para a enfermagem. Aferir correlações das questões com o **MOE**. Identificar **conflitos** de gestão, interpessoais, e qual uso é feito do tempo, espaço e recursos. Identificar e examinar os problemas.
5. **Organizar e classificar** analogicamente os resultados (ver Fases 5 e 6 da Visão Geral do Processo de Análise, Cap. 16).
6. Fazer a **Avaliação** (ver Fases 7, 8 e 9) do Processo de Análise; determinar os resultados obtidos, vantagens e desvantagens; elaborar decisões, planos retroativos; ajustar ações técnicas, teóricas e de interatividade humana em relação as necessidades básicas identificadas e de todo o processo; fazer a documentação. Aplicar os planos ajustados à sistematização de origem.

Fontes Consultadas

Campos CIG. Método de análise de conteúdo: ferramenta para análise de dados qualitativos no campo da saúde. Campinas: FCM-UNICAMP. 2004; 1-4. [acesso 20 de Setembro de 2016]. Disponível em:
www.scielo.br/pdf/reben/v57n5/a19v57n5.

Carvalho EC, Oliveira-Kumakura ARS, Morais SCRV. Raciocínio clínico em enfermagem: estratégias de ensino e instrumentos de avaliação. Rev Bras Enferm [internet]. 2017 Mai/Jun; 70(3).690-6. [acesso 15 de Abril de 2019]. Disponível em:
www.scielo.br/pdf/reben/v70n3/pt_0034-7167-reben-70-03-0662.

Enders BC, Brito RS, Monteiro AI. Análise conceitual e pensamento crítico: uma relação complementar na enfermagem. Rev Gaúcha Enferm. 2004 Dez; 25(3):295-305. [acesso 28 de Dezembro de 2018]. Disponível em:
https://core.ac.uk/download/pdf/71359055.

Fioretti AC. Competências gerenciais de enfermeiros no contexto hospitalar: uma pesquisa ação. Dissertação (Mestre Profissional Ensino em Ciências da Saúde). São Paulo: Universidade Federal de São Paulo. 2018. [acesso 07 de Fevereiro de 2019]. Disponível em:
www2.unifesp.br/centros/cedess/mestrado/teses/tese_220_audrey_fioretti.

Medeiros FPA, Gomes AS. Um formalismo com suporte ferramental para modelagem de processos CSVL segundo os preceitos da Teoria da Atividade. In: Proceedings of the Brazilian Symposium on Informatics in Education. 2010; 1(1). [acesso 21 de Agosto de 2016]. Disponível em:
www.br-ie.org/pub/index.php/sbie/article/download/1561/1326.

Melo ECA, Enders BC, Basto ML. Plataforma PEnsinar: ferramenta de aprendizagem para o ensino do processo de enfermagem. Rev Bras enferm [Internet]. 2018; 71(4):1943-21. [acesso 15 de Abril de 2019]. Disponível em:
www.scielo.br/pdf/reben/v71s4/pt_0034-7167-reben-71-s4-1522.

Oliveira SA, Almeida ML, Santos MF, Zilly A, Peres AM, Rocha FLR. Ferramentas gerenciais na prática de enfermeiros da atenção básica em saúde. Rev Adm Saúd. 2017; 17(69):1-19. [acesso 07 de Fevereiro de 2019]. Disponível em:
www.cqh.org.br/ojs-2.4.8./index.php/as/article/view/6488.

Capítulo **17**

Aplicação do Método Analítico Reflexivo (MAR FB)

Operacionalidade na Prática

As formas de operacionalizar os sistemas de trabalho apresentadas na sequência deste livro aparecem como "fibras entretecidas" num plano de ideias, conceitos e ilustrações gráficas, ou seja, fazem parte da substância essencial do conhecimento que as fundamenta. Conhecimento em contínuo desenvolvimento na Enfermagem.

Os modelos e métodos sugeridos para aplicação teórica e prática podem ser úteis quando atendem as expectativas dos usuários. Pessoas têm modos diferentes de pensar e agir, portanto, permanece a perspectiva inicial, de que cada proposta sugerida passe por avaliação reflexiva, de momento a momento, no transcorrer das atividades realizadas.

Assim, é preciso acionar o senso crítico na seleção de formas convenientes de trabalho operacional; ideia que permeia todo o percurso das descrições.

A consciência de tal realidade induz a pensar nos desafios gerados pela tendência proativa dos profissionais de enfermagem de continuarem a encontrar soluções e recursos técnicos e científicos para alcançarem os objetivos esperados, os padrões desejados de qualidade, e a gratificação e capacitação pessoal.

As ferramentas ou técnicas apresentadas no livro, de uso teórico-prático, são vistas na íntegra contextual incluídas nos sistemas ou componentes do **Marco Teórico: Sinergia Dinâmica de Processos**; cabe ao gestor decidir quais opções escolher, ou senão, buscar em outras fontes, as modalidades de processos adequados às necessidades encontradas.

Neste capítulo são salientadas formas da aplicação de técnicas guiadas pelo exercício do raciocínio analítico reflexivo na aplicação prática dos conceitos contidos nos Modelos e Métodos sugeridos, fundamentados em princípios de marcos referenciais.

O tema sobre a função do raciocínio analítico reflexivo, apoiado em marcos referenciais diretrizes, tem se mostrado presente no interesse de estudiosos em seus escritos e pesquisas; pois além de filosofarem sobre o assunto sugerem medidas teóricas e práticas de sistematização dos processos de trabalho em geral.

VALENTE E VIANA (2007) apresentam o tema "O Pensamento Crítico-Reflexivo no Ensino da Pesquisa em Enfermagem: Um Desafio para o Professor". O estudo ressalta a figura do professor, o qual estimule o pensamento crítico-reflexivo do aluno, pelo modelo de uma prática pedagógica centrada cada vez mais na lógica do "aprender-a-aprender", na investigação criativa, através do pensamento crítico-reflexivo e na pesquisa.

OLIVEIRA et al (2017), no artigo original sobre "Ferramentas Gerenciais na Prática de Enfermeiros da Atenção Básica em Saúde", concluem que apesar de os enfermeiros entenderem a relevância de desenvolver competências gerenciais e conhecer ferramentas de gestão para auxiliá-los no processo gerencial, torna-se necessário que estes profissionais se desvinculem das ações embasadas apenas no conhecimento empírico e tornem a sua prática crítica reflexiva; e incluam as questões de sobrecarga de atividades como fatores a serem considerados.

GUZZO E GUZZO (2015) comentam no texto intitulado "O Pensamento Crítico como Ferramenta da Defesa Intelectual", se não questionarmos as ideias de outras pessoas, nem as nossas próprias, não saberemos quais são as informações mais confiáveis a respeito de qualquer assunto; e nesse contexto o pensar e o espírito crítico se apresentam não apenas como mecanismos de defesa intelectual que diminuem as chances de sermos enganados, mas também como ferramentas essenciais para compreendermos melhor o mundo e guiarmos o curso de nossas ações de modo mais razoável.

Com efeito, cabe lembrar que os riscos de valer-se de ideias aplicadas impulsivamente, não analisadas, recorrendo a caminhos paralelos "utilitário--descartáveis", possam resultar em conflitos de gestão, interpessoais, e "armadilhas" operacionais de trabalho (ou não?).

Em "Reflexões sobre as Bases Científicas e Fundamentação Legal para a Aplicação da Sistematização do Cuidado de Enfermagem", OLIVEIRA et al (2015), consideram que a enfermagem, enquanto profissão do cuidado ao ser humano, possui como alicerce e se sustenta na ciência, na arte, na ética e na estética; e em sua trajetória evolutiva, busca a melhoria nos métodos e estratégia de trabalho. Concluem que A Sistematização da Assistência de Enfermagem representa a construção dinâmica de um novo espaço da atuação profissional do enfermeiro, com superação de velhos paradigmas e apresentando novos modelos da forma de cuidar.

A cultura atribuída à dinâmica do pensar ligada aos procedimentos práticos ou teóricos em enfermagem é preceito dos processos de trabalho emitidos por KUNTZE (1991), pois "conduzem a ações refletidas e planejadas". Entre as suas múltiplas contribuições científicas à Enfermagem está o tema sobre, "A Assistência de Enfermagem Planejada à Mulher Gestante Fundamentada nos Estudos de Liliana Felcher Daniel". Sendo que a matéria trata da elaboração e aplicação de um Marco Referencial e uma Metodologia para a assistência de enfermagem a mulheres gestantes. Certos conceitos utilizados neste Marco Referencial foram selecionados das ideias contidas em obras da autora citada no título da Dissertação (1977, 1981, 1983, 1987), inclusos, os do Modelo de Organização da Enfermagem. São estes: ser humano, saúde-doença, ambiente, enfermagem, enfermeiro, valores, potencialidades e necessidades básicas.

A partir deste Marco Referencial KUNTZE desenvolveu uma Metodologia para a assistência de enfermagem, contendo os seguintes passos: história de enfermagem, análise do histórico de enfermagem, diagnóstico de enfermagem, plano terapêutico de enfermagem, implementação do plano terapêutico de enfermagem, evolução de enfermagem, e prognóstico de enfermagem.

A experiência obtida através desta assistência prestada permite à KUNTZE concluir que: a) o modelo assistencial é processo operacionalizável e adequado para a assistência de enfermagem global à todas as mulheres assistidas, tendo sido um instrumento útil e necessário para a visão e assistência de enfermagem global planejada à cliente em suas necessidades humanas básicas; b) a utilização de um marco referencial facilita o conhecimento da realidade e a forma de trabalhar com ela; c) a utilização do marco referencial e processo de enfermagem conduzem a ações de enfermagem refletidas e planejadas em atenção às necessidades humanas básicas.

Segundo KUNTZE o marco de referência e processo de enfermagem deram um cunho científico necessário para que a assistência não fosse feita ao acaso e sem reflexão e o planejamento, importante para a cientificidade da enfermagem.

Ilustrações Práticas

Os assuntos sobre planejamento, sistematização dos processos de trabalho em inter-relação retroativa dinâmica, exercício do raciocínio analítico reflexivo, intervenção de indivíduos interagindo, regras de aplicação dos princípios contidos nos conceitos de referência, e demais diretrizes operacionais, alicerçam a base dos procedimentos aplicáveis à prática mostrados nesta parte do livro.

O foco principal refere-se ao uso da Ferramenta de Base e o uso analítico desta..

A análise é um processo de gestão do enfermeiro decorrente das ações de **indivíduos interagindo**, utilizando o método científico para organizar a **Sistematização dos Processos de Trabalho em Enfermagem**; de modo informatizado ou manual; com base em modelos, métodos, princípios teóricos e práticos, e no Marco Teórico: Sinergia Dinâmica de Processos.

Certos conteúdos específicos do livro facilitam efetuar o trabalho da análise por servirem de "Guias" diretrizes de consulta paralela; e para tanto, é sugerido manter uma cópia destas à mão, pois economiza tempo, melhora a produtividade e a confiabilidade dos dados inseridos. Guias:

O Modelo de Organização da Enfermagem (Cap. 10); Relação das Necessidades Básicas (Cap. 13); Módulos da Ferramenta de Base e significados (Cap. 15); Ferramenta de Base – Gestão Proativa do Processo de Utilização (Cap. 16). Selecionar "Guias" a critério pessoal.

Os exercícios incluídos nas próximas páginas seguem as estratégias de ação usadas para fazer a análise reflexiva, delineadas no Capítulo 16; incluindo: Funções da Ferramenta de Base, Gestão Proativa do Processo de Utilização – Visão Geral do Processo de Análise Reflexiva, e o Processo da Análise Reflexiva – Regras de Utilização. Além destas diretrizes é prevista a probabilidade de aplicação de outras estratégias ferramentais e regras selecionadas pelo gestor que atendam a circunstâncias específicas.

Cada exercício tem conteúdos e características peculiares que ilustram o modo de operar o sistema, indicam as origens dos conceitos e informações inseridos, formas gráficas ilustrativas, e a aplicação do MAR FB.

Modelos de Exercícios

O Quadro 1, Processo Operacional de Análise; cuja questão de análise e´: Lavagem das Mãos – Incidência de contaminação em pacientes. A procedência dos dados remete a atenção ao fato da questão de análise mostrar o impacto que têm sobre a saúde, por ser considerada requisito primário entre os procedimentos; (a formatação do quadro é opcional).

O Quadro 2, Processo Operacional de Análise; cuja questão de análise é: O papel do pesquisador durante e após o estudo; foca um aspecto mais específico do processo, relativo à questão, pela relevância das definições na formulação de objetivos; (a formatação do quadro é opcional).

O Quadro 3, projeta um modelo de uso da metodologia científica para realizar o planejamento e a implementação teórica e prática da Sistematização da Assistência de Enfermagem, levado a feito por meio de etapas; sendo que cada etapa está conectada a uma fase respectiva do processo operacional de trabalho em inter-relação retroativa dinâmica, atividade esta chamada de sistematização de processos. E para a realização do processo de análise reflexiva, na lateral do sistema global do modelo há uma ilustração gráfica do MAR FB, de princípio, causa, prática, efeito. A aplicação deste sistema de trabalho depende de especificações individualizadas. Esta condição de atuação requer o uso da criatividade tecnológica dos gestores [Enfermeiros] para atender aos requisitos das etapas e fases do trabalho; com o propósito de elaborar procedimentos de assistência, por ser esta uma responsabilidade Legal do exercício da profissão.

Quadro 4, Processo Operacional de Análise: Necessidades Humanas Básicas; este processo segue os mecanismos operacionais do modelo de trabalho da Sistematização da Assistência de enfermagem, sendo possível fazer a análise reflexiva, também de indicadores específicos quanto a inter-relação, entre si mesmos, ou relacionados a outras modalidades gerais da enfermagem, que não específicas à assistência de enfermagem.

Quadro 5, Processo Operacional de Análise: Grafia Braille mostra uma ilustração do uso da sensação tátil para levar a efeito o processo analítico reflexivo, com a Ferramenta de análise. Considerando as devidas proporções, existem atividades, teóricas ou práticas que podem ser realizadas por **indivíduos interagindo**, a despeito de diversidades físicas. O enfermeiro e o estudante de enfermagem têm uma responsabilidade indissociável de seu trabalho que está relacionada ao processo educativo, tanto no exercício da profissão como na vida pessoal; consistindo em manter a "atenção proativa" aguçada, à **observação e atendimento das necessidades básicas de pessoas no entorno, pois, cada pessoa depende em muitos momentos da vida, de alguém que mostre o percurso a seguir.**

Estes exercícios e métodos são amostras sugestivas selecionadas entre múltiplas formas de procedimentos em enfermagem. Oferecem elementos contextuais para realizar o trabalho prático e teórico, a investigação em pesquisas, e servem de referenciais para a testagem de hipóteses. POLIT e HANGLER (1983) apresentam regras que tornam viável analisar a formulação preditiva de hipóteses, além das normas bibliográficas já existentes.

Pressupõe-se que o Marco, contendo o MOE e a Ferramenta de Base do MAR, seja testado para esclarecer relações hipotéticas. Há a expectativa de que os contextos, formas e processos desta obra sejam submetidos à testagem e aferição hipotética metodológica.

Tais formas de trabalho consistem em recursos Ferramentais com o potencial de uso não só por enfermeiros, mas também adaptáveis às atividades de outras profissões. Há relatos verbais de emprego satisfatório do MAR FB em diferentes áreas do saber, como a exemplo na área de nutrição.

Estes sistemas de trabalho estão fundamentados em princípios universais, cujas propriedades inerentes servem de parâmetros diretivos para compreender melhor as multivariadas questões gerais da existência e não só de acontecimentos profissionais.

Há um sem limite de situações e problemas gerais do dia a dia, passíveis de serem analisados, aplicando as técnicas do pensamento analítico reflexivo. Ao adquirir proximidade pela prática repetitiva, o processo pode desenvolver-se em estratégia integrante das atividades profissionais e pessoais, assim como tudo na vida é aprendido.

Ao serem realizadas as primeiras tentativas de análise há necessidade de investir um tempo mais longo, porém pela prática repetitiva o processo flui resumido: já testado.

Norma básica: **SIMPLIFICAR PELA PRÁTICA REPETITIVA DE APRENDIZAGEM**.

É reconhecido que o compartilhar informações e dados, obtidos na prática através de estudos, pesquisas, trabalhos acadêmicos e depoimentos verbais, promove a divulgação de novos conhecimentos e formas originais de experiências vivenciadas.

Entre os diversificados propósitos úteis dos recursos teóricos e práticos do Marco Teórico: Sinergia Dinâmica de Processos, incluso os do MAR – Ferramenta de Base, há os processos de trabalho que intrinsecamente tem mútua função com este. Destacam-se certas possibilidades como: sistematização em enfermagem relativa à assistência, educação, administração, pesquisa, tecnologia, ciência, arte, relações humanas e deveres profissionais; definir conceitos e metodologias; praticar a argumentação e o raciocínio analítico reflexivo; conduzir a gestão dos processos sistemáticos de trabalho no enfoque Holístico, sob a visão de variabilidade dos fenômenos, expressa conforme a provável ou improvável correlação destes; promover atitudes construtivas dos indivíduos interagindo; promover ajustamentos; desenvolver conhecimentos; adaptar modelos e métodos às circunstâncias; promover ambiente seguro e facilitando a reciprocidade entre pessoas.

Na sequência encontram-se os exemplos contidos no quadro ilustrativo de análise.

> **PROCESSOS OPERACIONAIS DE ANÁLISE – EXERCÍCIOS**
> **QUADRO 1** *Lavagem das Mãos; incidência de contaminação em pacientes*
> **QUADRO 2** *O Papel do Pesquisador durante e após o estudo*
> **QUADRO 3** *Sistematização da Assistência de Enfermagem*
> **QUADRO 4** *Necessidades Humanas Básicas*
> **QUADRO 5** *Grafia Braille*

Refletir, Indagar, Adequar

A proposta de apresentar modelos de exercícios facilitadores para realizar a análise reflexiva, através de processos operacionais de trabalho, serve de sugestão preliminar ao serem consideradas as opções do conhecimento teórico e prático existente.

Pois, convém explorar também diferentes alternativas e modalidades sistemáticas de trabalho para a realização das atividades em enfermagem.

Discutir sobre este tema é tarefa fundamental no tempo presente; a validação do uso consciente de recursos úteis ao desempenho diário faz parte dos projetos de planejamento de mentes pensantes e dos discursos participativos de indivíduos interagindo. A capacidade de lidar com ponderações diversas e dúvidas é igualmente indispensável no processo sinérgico de análise reflexiva, porque cada indivíduo tem o seu próprio modo de agir, tornado-se influente quando desenvolve aptidões úteis.

Estas reflexões conduzem à seguinte indagação: Quais seriam alguns dos questionamentos e recomendações dos profissionais e estudantes de enfermagem, que poderiam ser feitos para favorecer a continuidade desta Obra?

Entre a multiplicidade de respostas, recomendações, críticas e relatos de experiências vivenciadas sobre a aplicação dos recursos disponíveis, documentados no vasto saber da enfermagem em geral, surgirão propostas inovadoras e criativas.

Em atenção a estas ponderações, e com o foco no prosseguimento da Obra, na sequência são apresentados exercícios, utilizando processos operacionais sinérgicos e dinâmicos de trabalho.

ENFERMAGEM: SINERGIA DINÂMICA DE PROCESSOS   **149**

QUADRO 1 PROCESSO OPERACIONAL DE ANÁLISE

PROCEDÊNCIA DOS DADOS: Requisito Primário de Procedimento   GESTOR: Enfermeiro Assistencial   DATA:

QUESTÃO DE ANÁLISE: Lavagem das Mãos – Incidência de Contaminação em Pacientes

ETAPAS	INFORMAÇÕES	ANÁLISE	CLASSIFICAÇÃO
PRINCÍPIO	Princípios de Higiene, Saúde, Equilíbrio, Leis. Necessidades Humanas Básicas. Conhecimento dos princípios científicos. Ética profissional de responsabilidade. Padrão de técnicas e procedimentos. Política de segurança ambiental e humana.	Os requisitos essenciais básicos que favorecem o equilíbrio das condições e responsabilidades de trabalho, e da qualidade da assistência estão expressos nos padrões de técnicas e inclusive nos valores da Filosofia da Instituição. A forma de verificação do desempenho é indispensável.	**MOE:** MA: 1,4,6; MB: 2,4,6,7; MC: 4,5,6,7; MD: 2,4,6,7; ME: 1,2,6,7; MF: 1,3,4,5; MG: 1,2,3,4,5,6,7.
CAUSA	Contaminação em pacientes - Registros. Controles conjunturais apresentam lapsos. Inobservância de supervisão e vigilância. Condições para fazer a lavagem das mãos. Custos financeiros, sofrimento e doença.	Fazer intervenção investigativa em sequência hierárquica para a observância das normas e o provimento das condições necessárias de trabalho, segurança, medidas educativas e de comunicação é requisito primário em questão.	Organização e Cadastro de dados dos pacientes. Fazer diagnóstico da situação e apresentação de plano de trabalho.
PRÁTICA	Frequência incorreta de lavagem das mãos. À observação nota-se a falta de orientação dos profissionais quanto ao uso de técnica preventiva de lavagem das mãos. Verificação em curso para saber a presença de outras causas para a contaminação.	À análise nota-se o desperdício de tempo, baixa produtividade, falha no cumprimento de regras, constrangimento interpessoal, inadequação de comunicação na sequência hierárquica, prejuízos financeiros e humanos.	Aplicação do plano e inclusão de atribuições hierárquicas. Ordenação e documentação dos dados. Aplicação de plano assistencial. Evolução.
EFEITO	Exames laboratoriais dos pacientes indicam os mesmos tipos de agentes patogênicos. A ocorrência apresenta implicações legais. A crise requer aplicar medidas corretivas, educativas e de reparação urgentes.	A crise gera conflitos administrativos e humanos, além de outros; corrigir resultados e consequências de modo urgente implica em processo de risco à sistematização do trabalho. Possível ocorrência de fiscalização.	Síntese dos resultados. Avaliação crítica. Aferir valores às inter-relações retroativas e reinserção ao plano inicial.

QUADRO 2 PROCESSO OPERACIONAL DE ANÁLISE

PROCEDÊNCIA DOS DADOS: Processo de Trabalho em Pesquisa   GESTOR: Pesquisador   DATA:

QUESTÃO DE ANÁLISE: O Papel do Pesquisador durante e após o Estudo

ETAPAS	INFORMAÇÕES	ANÁLISE	CLASSIFICAÇÃO
PRINCÍPIO	A razão de ser da pesquisa e fatores éticos. Postura do pesquisador diante ao mundo, si próprio e outros, história, interatividades. Formação técnica e científica, atribuições. Definição de termos, metodologia, modelos, recursos, tempo, espaço, consequências.	O pesquisador entende a razão e a postura mediante as circunstâncias, tem a formação, e conhece as atribuições e responsabilidades. A definição de termos compatíveis às diretrizes para o planejamento do processo de trabalho é fator preliminar à realização da pesquisa.	MA: 1,3,6; MB: 3,5,6,7; MC: 2,5,6,7; MD: 3,4,6,7; ME: 2,5,6,7; MF: 3,4,5; MG: 2,3,5,6. METODOLOGIA, TECNOLOGIA
CAUSA	Formas de realizar procedimentos, planos e projetos, suposições hipotéticas; identificar fenômenos; desenvolver conhecimento e habilidades técnicas, humanitárias, sociais, artísticas, compreensão da vida, existência, dos acontecimentos e transformações.	A habilidade do pesquisador conduz as ações com perícia. Porém, como nem todos os termos utilizados nos objetivos da pesquisa tem definição conceitual compatível com o instrumento de levantamento de dados e a metodologia, é possível alteração de resultados.	Idem à classificação anterior, e MB: 4; MF: 4, em relação ao critério da dimensão funcional de interdependência.
PRÁTICA	Executar os processos de trabalho, lidando de modo construtivo, criativo, compatível, flexível, reflexível, colaborativo; realizando experimentação, controles, documentação, observação, testagem, interpretações.	A execução prática segue os requisitos do plano, exceto quanto à observação e análise dos dados que podem ficar alteradas pela causa citada. Causa comum verificada em projetos pelo uso errôneo de termos com significados diferentes.	Catalogação dos dados, categorização analógica dos resultados, critérios, de validação das ações e expectativas. Registros.
EFEITO	Avaliação dos resultados inter-relacionados, aplicações retroativas, registros, projeções, sugestões, conclusões,conflitos, mudanças; buscar repercussão; divulgar; analisar; auto- avaliação e atitudes do pesquisador.	A avaliação revela o valor do tema, competência do pesquisador e conteúdo científico e técnico, restando reconsiderar o fator de inter-relação retroativo (sinérgico) dos processos de trabalho, (definição de termos), nas próximas pesquisas.	Listagem das definições a serem redefinidas em relação aos objetivos, e qualificando os efeitos. Detalhar as sugestões.

QUADRO 3 SISTEMATIZAÇÃO DA ASSISTÊNCIA DE ENFERMAGEM – SINERGIA

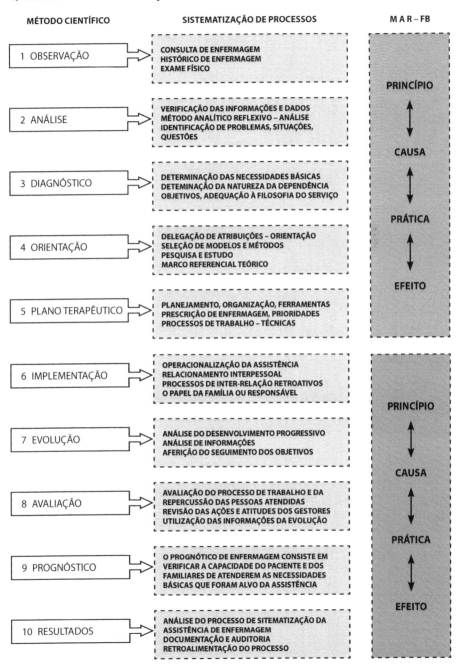

MÉTODO CIENTÍFICO	SISTEMATIZAÇÃO DE PROCESSOS	M A R – FB
1 OBSERVAÇÃO	CONSULTA DE ENFERMAGEM HISTÓRICO DE ENFERMAGEM EXAME FÍSICO	PRINCÍPIO ↕ CAUSA ↕ PRÁTICA ↕ EFEITO
2 ANÁLISE	VERIFICAÇÃO DAS INFORMAÇÕES E DADOS MÉTODO ANALÍTICO REFLEXIVO – ANÁLISE IDENTIFICAÇÃO DE PROBLEMAS, SITUAÇÕES, QUESTÕES	
3 DIAGNÓSTICO	DETERMINAÇÃO DAS NECESSIDADES BÁSICAS DETERMINAÇÃO DA NATUREZA DA DEPENDÊNCIA OBJETIVOS, ADEQUAÇÃO À FILOSOFIA DO SERVIÇO	
4 ORIENTAÇÃO	DELEGAÇÃO DE ATRIBUIÇÕES – ORIENTAÇÃO SELEÇÃO DE MODELOS E MÉTODOS PESQUISA E ESTUDO MARCO REFERENCIAL TEÓRICO	
5 PLANO TERAPÊUTICO	PLANEJAMENTO, ORGANIZAÇÃO, FERRAMENTAS PRESCRIÇÃO DE ENFERMAGEM, PRIORIDADES PROCESSOS DE TRABALHO – TÉCNICAS	
6 IMPLEMENTAÇÃO	OPERACIONALIZAÇÃO DA ASSISTÊNCIA RELACIONAMENTO INTERPESSOAL PROCESSOS DE INTER-RELAÇÃO RETROATIVOS O PAPEL DA FAMÍLIA OU RESPONSÁVEL	PRINCÍPIO ↕ CAUSA ↕ PRÁTICA ↕ EFEITO
7 EVOLUÇÃO	ANÁLISE DO DESENVOLVIMENTO PROGRESSIVO ANÁLISE DE INFORMAÇÕES AFERIÇÃO DO SEGUIMENTO DOS OBJETIVOS	
8 AVALIAÇÃO	AVALIAÇÃO DO PROCESSO DE TRABALHO E DA REPERCUSSÃO DAS PESSOAS ATENDIDAS REVISÃO DAS AÇÕES E ATITUDES DOS GESTORES UTILIZAÇÃO DAS INFORMAÇÕES DA EVOLUÇÃO	
9 PROGNÓSTICO	O PROGNÓTICO DE ENFERMAGEM CONSISTE EM VERIFICAR A CAPACIDADE DO PACIENTE E DOS FAMILIARES DE ATENDEREM AS NECESSIDADES BÁSICAS QUE FORAM ALVO DA ASSISTÊNCIA	
10 RESULTADOS	ANÁLISE DO PROCESSO DE SITEMATIZAÇÃO DA ASSISTÊNCIA DE ENFERMAGEM DOCUMENTAÇÃO E AUDITORIA RETROALIMENTAÇÃO DO PROCESSO	

ENFERMAGEM: SINERGIA DINÂMICA DE PROCESSOS   **151**

QUADRO 3 SISTEMATIZAÇÃO DA ASSISTÊNCIA DE ENFERMAGEM – SINERGIA

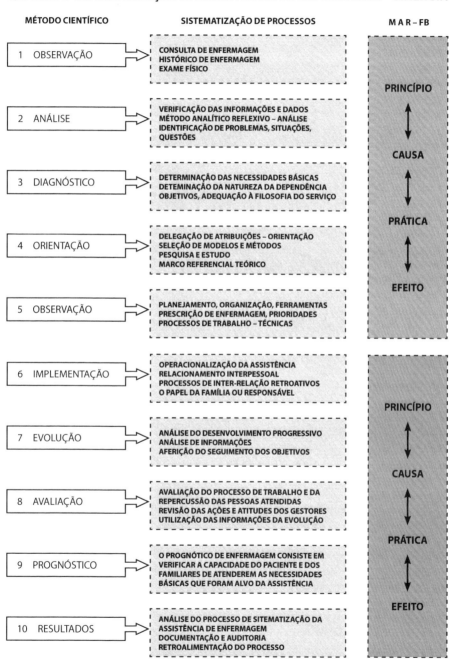

MÉTODO CIENTÍFICO	SISTEMATIZAÇÃO DE PROCESSOS	M A R – FB
1 OBSERVAÇÃO	CONSULTA DE ENFERMAGEM HISTÓRICO DE ENFERMAGEM EXAME FÍSICO	PRINCÍPIO ↕ CAUSA ↕ PRÁTICA ↕ EFEITO
2 ANÁLISE	VERIFICAÇÃO DAS INFORMAÇÕES E DADOS MÉTODO ANALÍTICO REFLEXIVO – ANÁLISE IDENTIFICAÇÃO DE PROBLEMAS, SITUAÇÕES, QUESTÕES	
3 DIAGNÓSTICO	DETERMINAÇÃO DAS NECESSIDADES BÁSICAS DETEMINAÇÃO DA NATUREZA DA DEPENDÊNCIA OBJETIVOS, ADEQUAÇÃO À FILOSOFIA DO SERVIÇO	
4 ORIENTAÇÃO	DELEGAÇÃO DE ATRIBUIÇÕES – ORIENTAÇÃO SELEÇÃO DE MODELOS E MÉTODOS PESQUISA E ESTUDO MARCO REFERENCIAL TEÓRICO	
5 OBSERVAÇÃO	PLANEJAMENTO, ORGANIZAÇÃO, FERRAMENTAS PRESCRIÇÃO DE ENFERMAGEM, PRIORIDADES PROCESSOS DE TRABALHO – TÉCNICAS	
6 IMPLEMENTAÇÃO	OPERACIONALIZAÇÃO DA ASSISTÊNCIA RELACIONAMENTO INTERPESSOAL PROCESSOS DE INTER-RELAÇÃO RETROATIVOS O PAPEL DA FAMÍLIA OU RESPONSÁVEL	PRINCÍPIO ↕ CAUSA ↕ PRÁTICA ↕ EFEITO
7 EVOLUÇÃO	ANÁLISE DO DESENVOLVIMENTO PROGRESSIVO ANÁLISE DE INFORMAÇÕES AFERIÇÃO DO SEGUIMENTO DOS OBJETIVOS	
8 AVALIAÇÃO	AVALIAÇÃO DO PROCESSO DE TRABALHO E DA REPERCUSSÃO DAS PESSOAS ATENDIDAS REVISÃO DAS AÇÕES E ATITUDES DOS GESTORES UTILIZAÇÃO DAS INFORMAÇÕES DA EVOLUÇÃO	
9 PROGNÓSTICO	O PROGNÓTICO DE ENFERMAGEM CONSISTE EM VERIFICAR A CAPACIDADE DO PACIENTE E DOS FAMILIARES DE ATENDEREM AS NECESSIDADES BÁSICAS QUE FORAM ALVO DA ASSISTÊNCIA	
10 RESULTADOS	ANÁLISE DO PROCESSO DE SITEMATIZAÇÃO DA ASSISTÊNCIA DE ENFERMAGEM DOCUMENTAÇÃO E AUDITORIA RETROALIMENTAÇÃO DO PROCESSO	

QUADRO 4 NECESSIDADES HUMANAS BÁSICAS

PRINCÍPIO ⇔ CAUSA ⇔ PRÁTICA ⇔ EFEITO

PSICOBIOLÓGICAS	PSICOSSOCIAIS	PSICOESPIRITUAIS
OXIGENAÇÃO	RELACIONAMENTO	RELIGIOSIDADE
NUTRIÇÃO	GREGARISMO	ESPIRITUALIDADE
ALIMENTAÇÃO	LIBERDADE	FÉ E ESPERANÇA
HIDRATAÇÃO	INDIVIDUALIDADE	FILOSOFIA DE VIDA
ELIMINAÇÕES	SUPERIORIDADE	CRENÇA
EXERCÍCIOS	COMUNICAÇÃO	VIRTUDES
SEXUAL	SEGURANÇA	MORALIDADE
POSTURA CORRETA	INDEPENDÊNCIA	VALORES
MECÂNICA CORPORAL	DEPENDÊNCIA	ÉTICA
SONO	IMITAÇÃO	CIVILIDADE
REPOUSO	AUTOESTIMA	COMUNHÃO
HABITAÇÃO, ABRIGO	AUTOIMAGEM	ADORAÇÃO
HIGIENE	ESCOLHA	CARIDADE
ESTÉTICA CORPORAL	DEFESA	TESTEMUNHO
SAÚDE	APRENDIZAGEM	AMOR
INTEGRIDADE ORGÂNICA	ESTÉTICA	AFETO
EQUILÍBRIO FUNCIONAL	AMOR	PERDÃO
ACUIDADE DOS SENTIDOS	RESPEITO	GRATIDÃO
SENSIBILIDADE TÁTIL	ORDEM	DISCERNIMENTO
PERCEPÇÃO	ATENÇÃO	SIGNIFICADO DE:
SENSIBILIDADE SENSORIAL	ORIENTAÇÃO	VIDA,
EQUILIBRIO INSTINTIVO	AQUISIÇÃO PODER	MORRENDO,
EQUILÍBRIO MENTAL	DETERMINAÇÃO	MORTE,
LOCOMOÇÃO	AFIRMAÇÃO	MORRER,
MOTILIDADE	AJUSTAMENTO	SOFRIMENTO
EQUILÍBRIO AMBIENTAL	REALIZAÇÃO	MISSÃO
TERAPÊUTICA	INICIATIVA	CONFIANÇA
PROFILAXIA	RECONHECIMENTO	FIDELIDADE
REPARAÇÃO	LAZER E RECREAÇÃO	PAZ
PERSONALIDADE	ACEITAÇÃO	HARMONIZAÇÃO
PRESERVAÇÃO GENÉTICA	ESPAÇO	
	TEMPO	

QUADRO 5 GRAFIA BRAILLE – PROCESSO OPERACIONAL DE ANÁLISE

MÉTODO ANALÍTICO REFLEXIVO – FERRAMENTA DE BASE

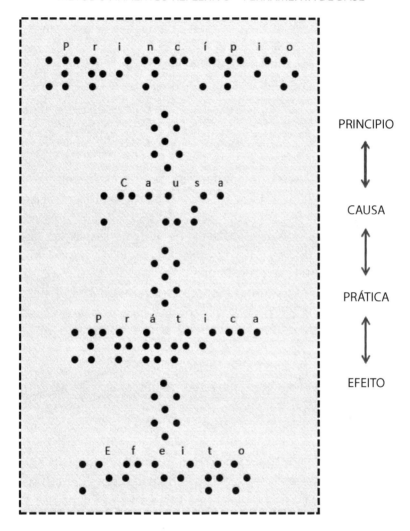

Os "Indivíduos Interagindo", com atitudes de sensibilidade e discernimento, tornam-se profissionais de influência vital à natureza participativa da Enfermagem. E ao demonstrarem, também, competência no uso efetivo de processos dinâmicos, reflexivos e sinérgicos de trabalho, podem ajudar pessoas que procuram encontrar o rumo para a solução das suas necessidades de saúde. E uma vez, inseridos nesse percurso, na direção de alvos em comum, consigam obter os resultados esperados.

A Enfermagem e o Tempo Presente

O tempo em enfermagem adquire peculiaridade singular, em virtude da fluência entre as responsabilidades imediatas, mediatas e futuras desta; as atividades da assistência de enfermagem, cujas ações de intervenção têm impacto a partir da **realidade imediata,** adquirem condição de presteza quando as ocorrências começam a acontecer, no exato momento há necessidade de ser feito algum tipo de intervenção.

A agilidade para atuar com competência de imediato resulta da formação prévia continuada. O discernimento mental habilidoso para agir no momento exato de tomar decisões é a consequência do hábito de pensar reflexivamente com atitude receptiva.

O fator "**instantaneidade**" em enfermagem desperta o senso de reflexão e observação como umas das primeiras reações na procura de estratégias iniciais para intervir.

Assim, voltar o interesse à repercussão de profissionais, quanto ao preparo da capacitação obtida, e suas experiências para lidar com demandas decisórias súbitas, tanto dos profissionais de enfermagem, como os de outras áreas que se valem de conhecimentos produzidos por enfermeiros, não é ocorrência a ser ignorada; mas, plena razão para ser prontamente notada, conhecida e divulgada, mesmo que consista só da menção verbal de experiências vivenciadas.

Chama a atenção o relato de profissionais de campos diferentes do saber, os quais se interessam pelo cultivo do pensamento reflexivo crítico. A bibliografia confirma o fato,

A autora têm relatos, que não da enfermagem, referindo o uso da Ferramenta de Base; e que esse processo amplia a visão de questões a serem trabalhadas, melhora a distribuição do tempo, facilita o percurso da organização e o desempenho na sequência de implementação das ações, bem como, na realimentação dos sistemas, e que o processo flui naturalmente por meio de uso repetitivo.

Isto significa: o uso proativo da ferramenta na prática, com resultados favoráveis; induzindo a pensar que **a enfermagem do tempo presente** possui um acervo de conhecimentos adquiridos suscetíveis ao **pronto desempenho de ações.** Como fenômenos construtivos influenciados por diversidades das ideias de **indivíduos interagindo**, e de processos naturais; significativos à atualização do amplo espectro do saber, e ao benefício da existência humana.

Artigos de enfermagem, e de outras áreas, apresentam amplas revisões integrativas da literatura sobre a importância da aprendizagem no desenvolvimento do pensamento reflexivo. Contudo, nota-se a fenda metodológica, pela falta de paradigmas ferramentais dessa natureza. E mais, a expectativa no tempo presente, do relato de pesquisas experimentais sobre o assunto; para ampliar a visão profissional, quanto a aquisição de estratégias interpessoais voltadas à contínua aquisição do conhecimento disponível e formas de viabilizar os processos analíticos reflexivos sinérgicos na prática

Diante desse cenário amplia-se a reflexão de prosseguir com a expectativa de:

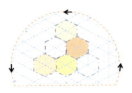

Foco no Alvo ⇔ Sinergia Reflexiva no Percurso

O progresso alcançado pela enfermagem no tempo presente, valendo-se de um acervo substancial de conhecimentos obtidos historicamente, é considerado nestes textos, como referencial sistemático significativo ao posicionamento global da profissão.

As contribuições científicas e tecnológicas verificadas no percurso de desenvolvimento da enfermagem tem promovido o estímulo para continuar a propor formas de trabalho sistemático operacionalizado por indivíduos interagindo, como evidenciado na apresentação de conceitos, princípios e normas do Marco Teórico: Sinergia Dinâmica de Processos descritos neste livro. Sistema utilizável para processos diversos de trabalho.

Há o desejo da repercussão de questionamentos, divulgação de ideias e de pesquisas.

No contexto do tempo presente existe a expectativa de que este trabalho continue em prosseguimento evolutivo. Mantendo a atenção apoiada na visão do largo espectro de alternativas a conquistar. O desafio está em ir adiante, persistindo com o **Foco no Alvo e Sinergia Reflexiva no Percurso.**

Referências Bibliográficas

Guzzo V, Guzzo GB. O pensamento crítico como ferramenta de defesa intelectual. Rev Conjectura: Filos Educ. 2015 Jan/Abr;; 20(1):64-76. [acesso 23 de Dezembro de 2018]. Disponível em:
www.ucs.br/etc/revistas/index.php/cojectura/article/download/2746/pdf_351.

Kuntze TD. A assistência de enfermagem planejada à mulher gestante, fundamentada nos estudos de Liliana Felcher Daniel. Dissertação (Mestre em Enfermagem). Florianópolis: Universidade Federal de Santa Catarina; 1991.

Oliveira RS, Almeida EC, Azevedo NM, Almeida MAP, Oliveira JGC. Reflexões sobre as bases científicas e fundamentação legal para a aplicação da sistematização do cuidado de enfermagem. Rev UNIABEU. 2015 Set/Dez; 8(20):350-362. [acesso 07 de Fevereiro de 2019]. Disponível em: revista.uniabeu.edu.br/index.php/RU/article/viewFile/1912/pdf_296.

Oliveira AS, Almeida ML, Santos MF, Zillly A, Peres AM, Rocha FLR. Ferramentas gerenciais na prática de enfermeiros da atenção básica em saúde. Rev Adm Saúde. 2017 Out/Dez; 17(69):1-20. [acesso 10 de Dezembro de 2018]. Disponível em: www.cqh.org.br/ojs-2.4.8/index.php/ras/article/view/64/88.

Polit DF, Hungler BP. Nursing research: principles and methods. 2nd ed. Philadelphia:J. B. Lippincott; 1983. 99-138.

Valente GS, Viana LO. O pensamento crítico-reflexivo no ensino da pesquisa em enfermagem: um desafio para o professor. Rev Enfermeria Global. 2007 Maio; 10:1-8. [acesso 14 de Março de 2018]. Disponível em: revistas.um.es/eglobal/article/viewFile/253/240.

Apêndice A

SELEÇÃO DE CONCEITOS: SINERGIA DINÂMICA DE PROCESSOS

O livro contém conceitos sugestivos a serem estudados e testados. Os assuntos são escritos de modo a estimular o raciocínio analítico reflexivo, no sentido de direcionar a seleção de estratégias de trabalho.

Os textos têm por fundamento principal o Marco Teórico: Sinergia Dinâmica de Processos, como modalidade original de conhecimento, cujo significado é caracterizado pela Inter-Relação Retroativa Dinâmica de Princípios Básicos dos Processos Sistêmicos Operacionais de Trabalho em Enfermagem, na visão teórica/prática e prática/teórica.

O Marco Teórico tem suporte no entendimento de que processos sistêmicos operacionais possuem propriedades de inter-relação retroativa dinâmica, regida pela lei da causalidade, na visão de possível variabilidade, expressa conforme a provável ou improvável correlação de princípio, causa, prática, efeito.

Atuar no processo de análise e escolha entre as múltiplas formas ideológicas, técnicas e científicas de pensamento, só em si, já induz à argumentação, identificação de critérios e ações criativas.

Entre os elementos constituintes do Marco Teórico situa-se, o Modelo de Organização da Enfermagem, o Método Analítico Reflexivo; e a Ferramenta de Base nomeada de princípio, causa, prática, efeito.

São descritas funções dos conceitos, processos, princípios, técnicas e do uso na prática de ferramentas operacionais de trabalho.

A influência de "forças" que podem causar transformações em sistemas de trabalho ativam inter-relações nestes, pois no universo inexistem sistemas isolados.

Na enfermagem, todos os sistemas e processos de trabalho só podem funcionar pela atuação presencial direta, proativa, e solícita de pessoas interagindo com outras pessoas; havendo, porém, circunstâncias excepcionais que requeiram a participação profissional interativa via modos tecnológicos e cibernéticos.

Todos os processos de trabalho dependem, além da competência formal dos profissionais, da habilidade de comunicação e de demonstrarem atitudes interpessoais favoráveis de relacionamento. No enfoque Holístico quanto às necessidades humanas básicas.

Do mesmo modo que o relacionamento interpessoal foi adotado para facilitar a implementação das ações, usou-se o critério de interdependência a cada componente integrante dos modelos e métodos descritos no livro.

O todo é composto por partes conectadas entre si, operando como se fossem regidas por mecanismos de interdependência, um funciona na relação com o outro, e com o todo.

A inter-relação dos sistemas conceituais é regida por princípios diretrizes à natureza de cada conteúdo dos conceitos.

Sinergia Dinâmica neste contexto é uma afirmação que caracteriza a Inter-Relação Retroativa Dinâmica dos Processos Sistêmicos Operacionais de Trabalho em Enfermagem.

Neste processo sinérgico, o conceito de indivíduos ou pessoas interagindo é considerado, como estes sendo "forças propulsoras" de todos os sistemas de trabalho.

Processos neste contexto incluem a aplicação de regras ordenadas para levar a efeito a realização do trabalho teórico/prático e prático/teórico.

Apêndice **B**

SELEÇÃO DE CONCEITOS: O MARCO TEÓRICO: SINERGIA DINÂMICA DE PROCESSOS

Enciclopédias referem-se a marco teórico como conjunto de concepções ou teorias de um estudioso, contendo diretrizes referenciais relacionadas a uma área específica do saber que apresenta conceitos sistematizados. Inclui o enunciado de uma frase de significado preponderante, ou enunciados singulares originais e simbologias peculiares do conhecimento produzido. Não é apenas o agrupamento de opiniões extraídas de fontes diversas, mas é a combinação do saber desenvolvido através do raciocínio analítico e crítico, metodológico e organizado.

O marco teórico explica fenômenos para direcionar e predizer ações. É considerado por si só, como suporte integral na abordagem científica de situações, questões e problemas, pois estes não se apóiam em si próprios.

A criação de estruturas teóricas é o resultado da aquisição de experiência ao longo do tempo por conta de processos únicos e originais de trabalho intelectual reflexivo e diferenciado, iniciando por formulações mentais primitivas às mais complexas e sofisticadas.

A nomenclatura atribuída a uma criação teórica tal como teoria, marco teórico, referencial teórico, estrutura teórica, proposição ou outro termo usado, parece ter menor influência do que a "Substância" ou conteúdo que os compõem. Mesmo porque, a "Substância" é o resultado de um processo progressivo operacional de trabalho sujeito à modelagem adaptativa, conforme o saber é aprofundado e as evidências são reconhecidas no tempo e no espaço.

Cabe lembrar a seriedade devida á ética na pesquisa e na ciência. Ou seja, todos os procedimentos devem respeitar os deveres profissionais, legais, sociais, holísticos e do mundo natural. A ética tem seus fundamentos em padrões morais. Qualquer organização humana faz parte do universo cósmico movido e sustentado por leis morais e naturais.

O teor característico e peculiar dos conteúdos do Marco Teórico: Sinergia Dinâmica de Processos têm ainda, conhecimentos significativos, de natureza distinta e original, que ultrapassam a exposição, unicamente do agrupado de referenciais teóricos formados por citações extraídas da bibliografia vigente.

Neste estudo são feitas menções repetitivas incentivando à realização do uso da criatividade adaptativa em todas as atividades teóricas e práticas, sejam relacionadas aos sistemas propostos neste livro, ou a outras a serem selecionadas.

A Síntese ilustrativa do Marco Teórico é design gráfico composto por figuras, sinais e palavras de representatividade simbólica do pensamento não verbal; e um modo de raciocinar sobre conhecimentos, por meio de imagens analógicas. A visualização através do desenho é uma das evidências que diferenciam as experiências humanas da expressão pela linguagem. A Síntese Ilustrativa do Marco Teórico pode ser visualizada à página 15.

Todo e qualquer modelo teórico está exposto a ser questionado, estudado e criticado, antes de servir à finalidade a que se destina.

O Marco Teórico apresentado nesta obra, bem como teorias em geral, são instrumentos científicos sujeitos à transformações, adaptações, testagem, avaliações e por conseguinte, suscetíveis a contestações ou validações.

No subtítulo – Questões Teóricas, nesta linha de pensamento, são apresentadas opiniões de autores sobre o mérito de ser feito o investimento necessário à continuidade do espírito criativo científico, apesar de existirem diferenciadas conotações deste para os estudiosos.

Expandindo as considerações sobre parâmetros teóricos, cabe salientar a indispensável tarefa de selecionar, quais suportes científicos a empregar para a realização do trabalho em enfermagem, inclusive o de planejamento de projetos. A seleção implica em processos decisórios baseados em uma análise reflexiva dirigida, quanto aos recursos técnicos e teóricos disponíveis.

Entre os diversificados propósitos úteis dos recursos teóricos e práticos do Marco Teórico: Sinergia Dinâmica de Processos destacam-se possibilidades, como: sistematização em enfermagem relativa à assistência, educação, administração, pesquisa, tecnologia, ciência, arte, relações humanas e deveres profissionais; definir conceitos e metodologias; praticar a argumentacão e o raciocínio analítico reflexivo; conduzir a gestão dos processos sistemáticos de trabalho, no enfoque Holístico, sob a visão de variabilidade dos fenômenos, expressa conforme a provável ou improvável correlação destes; promover atitudes construtivas dos indivíduos interagindo; fazer ajustamentos; desenvolver conhecimentos; promover ambiente seguro e facilitando a reciprocidades entre pessoas.

Apêndice C

SELEÇÃO DE CONCEITOS: CONFIGURAÇÕES DO MARCO TEÓRICO: SINERGIA DINÂMICA DE PROCESSOS

O Marco Teórico: Sinergia Dinâmica de Processos é um modelo que contém idéias e ilustrações, cujas partes componentes descritivas e os desenhos de formas, representam referenciais simbólicos para facilitar a compreensão do conhecimento intelectual.

Simbolismos estão entre os fatores componentes de processos sensoriais e perceptivos, servindo como meios ao desenvolvimento mental afetivo e prático.

Neste estudo o Formalismo adquire sentido figurativo de sustentação, ou "arcabouço" teórico de conhecimento. É a configuração contextual da forma, além do conteúdo, que condensa a essência do Marco Teórico. Têm apresentação expositiva, descrevendo os princípios da dinâmica de Inter-Relação Retroativa Operacional de Trabalho.

Com o desenvolvimento da ciência os Formalismos passaram a ter sentido representativo de sistematizadores, adquirindo conotação evolutiva ligada à essência de significado e substância do plano teórico em determinada área do saber.

No contexto desta obra o Formalismo é representado através de elementos expositivos que ilustram os princípios que o fundamentam, como a essência da natureza do Marco Teórico, denominada de Sinergia Reflexiva. Para guiar o raciocínio analítico reflexivo quanto ao desempenho das atividades teóricas e práticas. Ou seja, orientar o pensamento em relação aos processos de trabalho.

A essência conceitual do Marco Teórico é descrita da seguinte forma: O Marco Teórico: Sinergia Dinâmica de processos é uma proposição de referência teórica original da área do saber da Enfermagem. Figurando como contexto ou plano estrutural de conhecimentos integrados por um conjunto de elementos ou categorias conceituais peculiares. Com suporte na essência hipotética do Marco Teórico denominada de Sinergia Reflexiva; compondo o plano teórico do formalismo, como a forma representativa simbólica de um "arcabouço" teórico significativo de sustentação. Cujas características estão apoiadas em princípios fundamentais, na função de acionar os processos sistêmicos operacionais de trabalho, inclusos os analíticos reflexivos, os humanos, e de condições gerais. Com propriedades de Inter-Relação Retroativa Dinâmica no enfoque Holístico. E em âmbito teórico/prático e prático/teórico. No entendimento de que: este Plano Mestre Global é regido a priori, pela lei da causalidade, na visão de variabilidade, expressa conforme a provável ou improvável correlação de princípio, causa, prática, efeito. E na concepção ética e ideológica baseada em princípios criacionistas de origem da natureza humana e do Universo.

Todo o Plano Mestre Global está fundamentado em princípios elementares que regem a natureza própria dos Sistemas, Modelo de Organização da Enfermagem, Método Analítico Reflexivo, indicadores Ideológicos, das figuras e ilustrações gráficas, visão Holística, diretrizes dos processos operacionais de trabalho e ambientais, ferramentas de trabalho, formadores de relacionamento interpessoal, Indivíduos Interagindo e processadores de Sinergia reflexiva.

O todo, ou conjunto de elementos constituintes do Marco Teórico é composto por partes conectadas entre si, operando como se fossem regidas por mecanismos de interdependência, um funciona na relação com o outro, e com o todo.

Apêndice **D**

SELEÇÃO DE CONCEITOS: CATEGORIAS CONSTITUINTES DO MARCO TEÓRICO: SINERGIA DINÂMICA DE PROCESSOS

As Categorias Constituintes do Marco Teórico: Sinergia Dinâmica de Processos, na visão teórica/prática e prática/teórica encontram-se no Mapa conceitual 1, assim mostradas: Sistemas dos Processos Operacionais de trabalho, Figura do Domo Geodésico Análogo, Modelagem do Modelo de Organização da Enfermagem, Ferramenta de Base do Método Analítico Reflexivo, Dinâmica de Inter-Relação Retroativa, Desempenho dos Indivíduos Interagindo e o suporte Ideológico.

Os mapas conceituais deste trabalho consistem de ferramentas ou instrumentos ilustrados graficamente por uma conjuntura de "caixas", unidades células ou compartimentos circunscritos, desenhados em formas hexagonais no sentido de circularidade e inter-relação retroativa.

Mapas conceituais facilitam a busca, consulta rápida, localização de categorias, compreensão inicial dos conhecimentos, identificação objetiva e concisa das informações, agilização dos processos cognitivos, aprendizado, comunicação didática, processos avaliativos, e operacionalidade dos processos de trabalho.

O uso de instrumentos gráficos e seus conteúdos no trabalho teórico e prático requer habilidade decisória no processo seletivo destes.

Entre as vantagens dos mapas conceituais há a de visualização panorâmica do conjunto das informações.

Podem ter desvantagens quando usados somente para cumprir tarefas, rotinas ou dever, como exigências burocráticas; ou usá-los como estímulo visual, omitindo a prática analítica reflexiva. Há desvantagem quando usados sem o preparo formativo sobre os conhecimentos que fundamentam os conteúdos.

Por outro lado as desvantagens podem ser vistas como desafios construtivos em vez de impedimentos restritivos, quando se usa o raciocínio analítico reflexivo proativo, ou seja, quando há a formação adequada.

Os mapas conceituais deste trabalho foram programados para estarem suscetíveis a ajustamentos, adequações e a elaborações criativas de cada usuário.

Os mapas conceituais, figuras, ilustrações e modos de operacionalização do trabalho pressupõem flexibilidade e ajustamento à ocorrência de transformações.

Cabe aplicar o senso crítico a qualquer contribuição na área do saber da enfermagem.

As tendências atuais evidenciam o crescente interesse pela busca do saber, sendo cada vez mais desejáveis as iniciativas de criar novos modelos e métodos para atender as expectativas na enfermagem.

A visão do momento presente revela uma gama de oportunidades disponíveis aos olhares e espíritos inquisitivos, provocando a criatividade.

Os próximos capítulos descrevem os conceitos sobre o Marco Teórico, modelos, métodos, ilustrações e processos operacionais.

Apêndice **E**

SELEÇÃO DE CONCEITOS: NOÇÕES SOBRE A VISÃO FIGURATIVA DO MARCO TEÓRICO

A visão figurativa do Marco Teórico inclui o Domo Geodésico Análogo mostrado na Síntese Ilustrativa (Fig. 1). A inserção desta figura facilita a observação mais objetiva e compreensível de conhecimentos, até certo ponto, supostamente abstratos.

Tanto para os doutos sobre determinados assuntos, como para os iniciantes, as descrições puramente teóricas representadas através de imagens têm a vantagem de agilizar a compreensibilidade destas. Até o processo de aprendizagem é mais produtivo.

O valor da representatividade do conhecimento por formas gráficas, não é superior aos princípios os quais as fundamentam. A substância do conteúdo é mais importante do que a forma em si.

A figura do Domo Geodésico Análogo contido na Síntese Ilustrativa do Marco Teórico foi composta utilizando regras e critérios que atenderam a certas reflexões sobre: análise de princípios técnicos; avaliação de funções; identificação de componentes dos modelos e métodos; recursos cibernéticos; afirmações bibliográficas de profissionais; como figuras são utilizadas; razões pela falta de referências; seleção de caracteres; princípios básicos; significado histórico; conceitos de praticidade, adaptabilidade, plasticidade, diversidade e simplificação; razão para adotar o modelo geóide; informações registradas anteriormente; conceitos sinérgicos de interatividade; interesse dos profissionais; e regras de desenho.

Os traçados das figuras, formas e ilustrações representam significados específicos de interatividade de conceitos e de indivíduos interagindo na enfermagem.

Apêndice **F**

SELEÇÃO DE CONCEITOS: O DOMO GEODÉSICO ANÁLOGO

O projeto de elaboração do Domo Geodésico (DGA) levou em conta a utilidade de apresentar o conhecimento de forma figurativa, mostrando a utilidade prática dessa estratégia operacional; de modo a provocar a atenção através de estímulos visuais, e ao mesmo tempo provocar o exercício do raciocínio reflexivo para facilitar a criatividade, tanto no trabalho teórico como prático.

As normas de elaboração do DGA foram baseadas em características, a saber: simultaneidade, interatividade, com efeito simbólico de movimento dinâmico; de representatividade; fundamentação em princípios; formas e traçados; funções operacionais; plasticidade e adaptabilidade; conectividade com sistemas, modelos, métodos, processos e interesses práticos dos usuários; recursos de geometria; padrões de referência; uso do computador.

A determinação da forma e das funções baseou-se em princípios e conceitos:

As características do Geoide, conhecido como modelo físico da terra, um símbolo de parte do Universo, buscando o conhecimento no âmbito da ciência da Geodesia. O termo análogo justifica-se pela semelhança esférica e a atividade de movimento da terra.

O termo geodésico atribuído ao Domo é pelos simbolismos relacionados à Geodesia visando uma semelhança mimética dos processos sistêmicos conceituais dinâmicos interdependentes, ao sentido de "motricidade" e "movimento" dos traçados da Figura.

A simulação técnica dos princípios ou "forças" que regem os processos procura respeitar os fatores de representatividade delineados no desenho da Figura.

O emprego do desenho dos hexágonos, projetando imaginariamente linhas que formam triângulos, foi feito de modo a atribuir representatividade simbólica à dinâmica de inter-relações dos sistemas conceituais, modelo e método, relações humanas, dos princípios de sinergia reflexiva e dos processos e atividades de trabalho.

Apêndice **G**

SELEÇÃO DE CONCEITOS: PROCESSOS: SINERGIA REFLEXIVA NA PRÁTICA

Um dos temas que continuam a ser relevantes na área da enfermagem refere-se a processos de trabalho, devido ao significado de participação humana nesse contexto.

Uma questão a considerar é a necessidade de serem criados novos modelos adequados à realização dos processos de trabalho, que facilitem as ações humanas, inclusive, favoreçam o exercício do raciocínio analítico reflexivo em todas aas áreas da enfermagem.

O cenário atual tem sinalizado à autora desta obra, que a proposta de promover o tema sobre processos sinérgicos de trabalho adquire significado mais amplo do que a tradicional conotação ligada somente à sistematização da assistência; a atenção volta-se também para a diversidade de áreas da enfermagem que sustentam os padrões de referência ao todo da profissão.

A relação a estudos sobre processos de trabalho encontrada no capítulo 7 ilustra a importância do tema aplicado a várias áreas do saber e o interesse destes profissionais para divulgarem suas experiências.

Em certos relatos de autores nota-se a referência feita à aplicação de processos inovadores.

Apêndice **H**

SELEÇÃO DE CONCEITOS: FERRAMENTAS DE AÇÃO E PROCESSOS

A utilização de ferramentas de ação é própria às atividades em enfermagem, quer no sentido de instrumentos materiais, como no âmbito cognitivo, pois o termo ferramenta adquiriu na atualidade conotação com múltiplas aplicações.

Neste segmento do livro a ênfase do assunto está interligada às pessoas que usam as ferramentas de ação, bem como aos significados destes "instrumentos" ou modos de realizar o trabalho de forma técnica, fundamentada em princípios do Marco Teórico.

Indivíduos Interagindo e pensando juntos, correspondem aos profissionais de enfermagem com atitudes proativas; reavaliam resultados e reformulam projetos. Demonstram iniciativa e capacitação na escolha de ferramentas ou instrumentos de trabalho ao os utilizarem para efetivar os processos de trabalho.

A descrição deste cenário abre espaço para refletir sobre os significados de Sinergia Dinâmica de Processos na atuação de pessoas atuando com pessoas, e exercendo atividades representadas por símbolos gráficos na ilustração vista no capítulo 8.

Símbolos gráficos têm o papel de estimular a imaginação e o pensamento reflexivo. No caso da figura simbólica do losango, encontrado no desenho em questão, a função refere-se à atividade de fazer "decisões" seletivas mediante situações encontradas no trabalho e que precisam de intervenção.

Indivíduos proativos demonstram habilidade na gestão das atividades, e ao lidarem com conflitos operacionais. Utilizam ferramentas adequadas para o desempenho do trabalho; e quanto a este tema, no livro, são apresentadas definições sobre o assunto de sistema, processo e ferramenta, conceituações que ajudam a utilizar esses recursos.

Uma das estratégias na prática do processamento de sistemas é a de exercitar o senso de observação para identificar situações operacionais diversas.

É útil perguntar a si próprio: a formulação e uso de "ferramentas" de cunho reflexivo, baseadas em referenciais teóricos e práticos, tornariam a operacionalização dos processos mais qualitativamente exeqüíveis e efetivos em relação às reais necessidades existentes?

Os planejamentos feitos através dos processos de sistematização das atividades em enfermagem podem obter resultados mais favoráveis quando as pessoas envolvidas entendem os significados das informações e da comunicação. Definir conceitos e questões é indispensável para facilitar a fluência da compreensão interpessoal.

Apêndice I

SELEÇÃO DE CONCEITOS: MODELAGEM DE SISTEMAS E PROCESSOS

Modelagem representa um mecanismo conceitual para configurar a estruturação dos componentes sistemáticos da Sinergia Dinâmica, ou seja, o que é preparado para servir de padrão ao processo de trabalho a exemplo do Modelo de organização da Enfermagem (MOE).

A palavra modelagem, no presente, tem uma diversidade de significados, interpretações e aplicações; evidências que justificam ser adequado o uso desta no tema.

A dinâmica funcional de inter-relação retroativa dos sistemas, apesar de oriunda de princípios e significados teóricos de suporte, com características básicas particulares de modelagem, depende para a sua ativação do Modelo Ferramental de processos operacionais, mostrando a forma de fazer ou executar.

A modelagem do desenho segue um fluxo ilustrativo de sistemas interligados, sendo que, além da conexão simbólica entre os sistemas, cada sistema tem o seu próprio dinamismo, formando no conjunto um grande sistema..

Além do conjunto de mecanismos processadores dos sistemas há o atributo de poderem ser representados por Modelos Conceituais.

Um modelo conceitual é a representação de um sistema, ou vários; pois cada conceito pode desempenhar papel peculiar na identidade das partes e nas relações mútuas à complementaridade do todo.

Na Enfermagem os modelos conceituais estão sendo divulgados; porém, no geral as pesquisas mostram que o enfoque metodológico predominante utilizado é o do levantamento de dados, guiados por modelos adaptados de outras áreas do saber.

Há escassez notória de pesquisas experimentais utilizando modelos da própria profissão. São frequentes citações a modelos da natureza citada em estudos teóricos.

Enfermagem no seu todo é composta por Sistemas relacionados entre si, associados ao conjunto por inteiro; e um dos princípios básicos da hipótese de Sinergia Reflexiva de Processos apóia a ideia, de que cada ação em enfermagem faz parte do todo da Enfermagem e merece ser vista integrada no conjunto maior.

Os modelos conceituais passaram a fazer parte do mundo real já há décadas, não só como "maneira ilustrativa de serem", mas como elementos de base na dinâmica de sistematização, com o fim de servirem para a prática e teoria.

O simbolismo ocupa papel importante, tanto nos processos dinâmicos da mente como na materialização de representações figurativas externas, das quais o modelo pode ser um exemplo.

O modelo é essencial para facilitar a compreensão de pensamento a pensamento, mesmo sujeita a valores e necessidades.

Por modelos terem conotação simbólica não são considerados como ilustrações exatas da realidade, contudo, têm propriedades diretrizes organizadas esclarecedoras e condensadas com valor importante na comunicação humana objetiva.

Apêndice **J**

SELEÇÃO DE CONCEITOS: O MODELO DE ORGANIZAÇÃO DA ENFERMAGEM

Modelos são formados inicialmente pela idealização dos conteúdos específicos a uma área do conhecimento, adequados à configuração lógica de termos, conceitos ou símbolos, que encerram princípios básicos, com a função de acionarem os mecanismos processadores dos sistemas.

Pensando no significado dos modelos, como esquemas facilitadores para atender as expectativas dos profissionais de enfermagem, nesta obra, está sendo apresentado o Modelo de Organização da Enfermagem (MOE), no Mapa Conceitual 2, cuja primeira versão foi editada em 1987; e agora, após ter sido submetido a revisões e adaptações passou a integrar o Marco Teórico: Sinergia Dinâmica de Processos.

Vale mencionar que modelos estão sujeitos a prováveis parcialidades, portanto são passíveis de reavaliações, modificações e ajustes teóricos, conceituais e metodológicos.

Esforçar-se para estimar tudo o que se poderia mudar ou adicionar ao MOE, bem como as suas possíveis vantagens, desvantagens e finalidades, seria uma pretensão inviável no presente; pois, há a expectativa de que com o tempo ocorra frutificação de novas repercussões documentadas, do mesmo modo que ocorreu desde a edição do Modelo de Organização da Enfermagem em 1987.

A busca de diversificadas interpretações feitas por outros ângulos de abordagem afigura-se como indispensável tarefa futura.

A História mostra que o tempo propicia circunstâncias capazes de influenciar interpretações. Conceitos e realidades. Resta acompanhar a evolução dos novos eventos relativos aos resultados da aplicação do MOE em sinergia dinâmica de processos operacionais de trabalho, conjuntamente aos demais componentes do Marco Teórico.

O MOE é considerado um instrumento para uso operacional prático, direto, e não somente como recurso consultivo ou informativo; pois, o trabalho realizado com este prevê a aplicação conjugada de técnicas, métodos, preceitos teóricos, quanto ao entendimento das questões encontradas na realidade que precisam de atendimento.

O MOE faz parte de uma sistemática de operacionalidade conjunta de preceitos teóricos e práticos. Incluindo os recursos ferramentais do Método Analítico Reflexivo e do instrumento Ferramenta de Base.

A apresentação do MOE na forma de Mapa Conceitual serve para a consulta rápida de um acervo, consideravelmente concentrado de saberes, e localizar categorias diferenciadas da enfermagem; ajudar na compreensão inicial concisa dos conceitos; dirigir a atenção no sentido cognitivo e didático, antes de ser feita a leitura das definições dos conceitos; favorecer o aprendizado; organizar o raciocínio reflexivo à consulta, partindo primeiro do todo e depois para o específico; mostrar simbolicamente a visão de um grande sistema composto por sistemas operacionais de trabalho; e favorecer ao olhar atento, na escolha de quais conceitos selecionar para a utilização na prática dos procedimentos operacionais de: estudo, pesquisa, atividades assistenciais. administrativas, educativas e tecnológicas; identificar termos que sirvam de base para compor definições amplas.

O conceito de Indivíduos Interagindo, ao realizarem atividades através de sistemas de trabalho no enfoque de sinergia dinâmica de processos, prevê a participação conjunta dos profissionais de enfermagem, também no uso de modelos e métodos de trabalho.

Apêndice **K**

SELEÇÃO DE CONCEITOS: MAPA CONEITUAL 2

O Modelo de Organização da Enfermagem (MOE) consiste em padrão referencial destinado ao plano singular da enfermagem, no enfoque Holístico. Contém uma estrutura formada por categorias de conceitos, baseados em princípios, representativos dos sistemas aos quais são equivalentes. Denominados simbolicamente por palavras ou termos com a propriedade implícita de integrarem significados relativos aos conhecimentos e concepções afins.

O MOE é representado de modo figurativo esquemático no Mapa Conceitual 2 exposto no Capítulo 10.

Em si próprio, o MOE não mostra as características de implementação ou uso na prática. O Mapa passa a ter o papel estratégico de ferramenta sugestiva para promover a operacionalização da seleção dos conceitos a serem utilizados.

Os diversos princípios que integram os conceitos de sinergia dinâmica reflexiva, presentes nos processos de trabalho com o MOE, favorecem ao gestor e usuário desse sistema adicionar outros conceitos considerados mais adequados ao seu plano ou projeto de trabalho. Este processo ajuda a definir adequadamente os objetivos propostos, sendo possível formular, até mesmo, marcos referenciais diretivos de pesquisa, estudo, assistenciais, e em qualquer área da enfermagem. Profissionais de outras áreas, não da enfermagem, podem utilizar esse sistema adequando os conceitos às suas especialidades, pois os princípios de sinergia reflexiva que regem o sistema são universais; preservadas as devidas proporções específicas.

Antes de proceder ao uso dos termos contidos no Mapa é indispensável conhecer e definir o significado dos conceitos, de acordo com os objetivos e alvos desejados.

A descrição dos termos ou conceitos do MOE encontra-se nos Capítulos 11, 12 e 13.

Apêndice **L**

SELEÇÃO DE CONCEITOS: RACIOCÍNIO ANALÍTICO REFLEXIVO – PROCESSO

A busca de soluções proativas através do pensamento analítico por profissionais de enfermagem é facilitada pelo uso, igualmente, de mais um dos elementos do Marco Teórico; Sinergia Dinâmica de Processos que é o Método Analítico Reflexivo.

Para exercitar a imaginação analítica são relatadas algumas perguntas extraídas de escritos e diálogos com enfermeiros. Para refletir, se: questões ou problemas fossem conhecidos e definidos com mais precisão sistemática e crítica, se essa prática contribuiria a elaborar planos e avaliações mais adequados e produtivos.

Buscando o pensar reflexivo, são apresentados alguns questionamentos:

Após ter sido feita a identificação de problemas, questões ou situações, como parte de um planejamento da assistência de enfermagem, que método prático o leitor usaria para conhecer mais adequadamente a natureza dos conteúdos destes, antes de definir o Diagnóstico?

Que método de análise crítica e reflexiva indicaria para conhecer mais adequadamente o conteúdo obtido através da realização do processo de Evolução da assistência de enfermagem, antes de inserir o conjunto de idéias, argumentos, conclusões. Suposições e sugestões na etapa – Avaliação?

Ao iniciar uma pesquisa o leitor usa alguma ferramenta ou método sistemático para conduzir uma análise reflexiva da questão de estudo como etapa preliminar, concernente ao pesquisador, à Enfermagem como ciência e arte, ao valor humano, social, ético, e político do tema, mesmo antes de selecionar o referencial teórico, definir os objetivos e as técnicas de coleta e mensuração de dados?

Perguntas, no geral induzem a algum tipo de imaginação inspirada no conhecimento adquirido anteriormente.

E como enfermeiros lidam com a necessidade de tomarem decisões constantemente, para tanto, a prática do raciocínio reflexivo pode ser exercitada pelo uso de "ferramentas" para facilitar esse processo de trabalho mental; e assim, reduzirem o risco de ensaio e erro na tomada de decisões precipitadas, por falta de conhecimento ou por falta de cultivar a prática do raciocínio analítico reflexivo; pensar antes de agir reduz fazer escolhas comprometedoras.

Uma das premissas iniciais a ser considerada antes de trabalhar com o processo de raciocínio reflexivo consiste do quesito ligado à faculdade da percepção. Tanto pelo ponto de vista do **significado** descritivo, quanto pelo papel dos princípios que regem o processo da percepção, indissociáveis à função de **discernimento** da capacidade mental; na execução da tarefa para identificar, selecionar, organizar e avaliar as informações coletadas, e efetuar o processo analítico.

É importante chamar a atenção ao emprego adequado da palavra percepção, isto por causa da tendência do uso indiscriminado da mesma em trabalhos documentados; observação registrada por especialistas da área em relatos bibliográficos.

O conceito perceptivo chamado percepção, constitui-se em codição interpretativa essencial no exercício da tecnologia da informação e do planejamento quanto ao raciocínio analítico reflexivo.

Tem a ver com o processo orgânico regido por forças naturais ou princípios que envolvem, entre outros, os órgãos sensoriais ou sentidos (visão, olfato, paladar, audição e tato).

Ao mesmo tempo, que ouvir e escutar tem significados diferentes, mas são aplicados em conjunto, apesar de não serem sinônimos, também entender e perceber são usados como iguais e semelhantes em significado, porém, têm sentidos essenciais categoricamente diversos.

A questão ligada à diferenciação entre conotações conceituais de entender e percepção é crucial no momento de definir objetivos de trabalho e referenciais teóricos metodológicos, e as técnicas operacionais de levantamento de informações e de atuação. No caso de usar o vocábulo – percepção, a montagem de um instrumento de captação de informações ou dados, requer conhecimento especializado, pois, é diferente conceitualmente de um instrumento com a palavra – entender que visa somente a obtenção de informações sobre opiniões e idéias.

O uso da palavra percepção em estudos, dissertações e teses no geral não corresponde ao significado conceitual correto, resultando em distorções na elaboração dos objetivos, coleta e análise de dados, e nos resultados das pesquisas.

A prática no uso dos elementos modeladores do Método Analítico Reflexivo, utilizando a Ferramenta de Base para a realização dos processos de trabalho, pode contribuir ao desenvolvimento do potencial útil da mente.

Apêndice **M**

SELEÇÃO DE CONCEITOS: O MÉTODO ANALÍTICO REFLEXIVO

O Método Analítico Reflexivo (MAR) é parte integrante do Marco Teórico: Sinergia Dinâmica de Processos, como visualizado no Mapa Conceitual 1, Capítulo 4.

Consistindo de instrumento de representatividade do conhecimento, que neste contexto, além de compor teoricamente os elementos do Marco Teórico têm funções práticas modeladoras metodológicas de todos os processos sistêmicos conceituais, inclusas as do Modelo de Organização da Enfermagem e as de raciocínio analítico reflexivo.

O MAR não é um critério definitivo, pois o conhecimento está sempre em transformação e para tanto pode ser reprogramado para minimizar a subjetividade das inferência e conclusões. Ajustamentos induzem à reflexão sobre modos alternativos de ação e compreensão.

Esta perspectiva procura evitar que as regras do MAR se tornem cilada limitante à mente reflexiva e ao desempenho operacional, mas que se apresentem como possibilidades mais exequíveis e efetivas ao desempenho dos processos de trabalho.

PROPRIEDADES DO MÉTODO ANALÍTICO REFLEXIVO

Princípios de Sinergia – inter- relação retroativa; Lei da Causalidade – princípios de variabilidade; Conceito Holístico das Necessidades Humanas Básicas; Estrutura de módulos conceituais – configuração gráfica de ferramenta, design; Sistemas e Modelo; Elemento do Marco Teórico – coadjuvante com outros elementos; Paradigma com conceitos próprios; Padrão de composição e acessibilidade à ações de Indivíduos Interagindo; Significado científico; Objeto de intervenção humana; Plasticidade adaptativa reajustável; Ferramenta de Base – instrumento de análise reflexiva.

FUNÇÕES DO MÉTODO ANALÍTICO REFLEXIVO

Operacionais dos processos de trabalho por Indivíduos Interagindo; Sistemática – Funções; Versatilidade teórica e prática; Tecnológicas e Artísticas; Normativas – regras e técnicas; Metodológicas; Análise de sistemas; Processos de trabalho; Práticas do exercício mental; Funcionalidade da Ferramenta de Base – atribuições e encargos; Gestão dos profissionais; Desempenho; Diagramação figurativa; Adaptabilidade; Atividades; Intervenção psicodinâmica; Inferência reflexiva; Ação de fenômenos e fatos; Inferência dos profissionais sobre os resultados dos processos de sistematização; Propriedades tecnológicas para ser usado na análise de fenômenos, problemas, informações.Ver Cap.16.

FERRAMENTA DE BASE

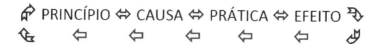

A Ferramenta de Base contém mecanismos ou regras de implementação aplicáveis aos procedimentos de gestão da Sistematização dos Processos de Trabalho em Enfermagem. E para uso operacional pode ser desenhada na direção horizontal ou vertical; as setas circulares externas ilustram apenas a inter-relação retroativa.

Apêndice **N**

SELEÇÃO DE CONCEITOS: SISTEMATIZAÇÃO DO TRABALHO PELO MÉTODO ANALÍTICO REFLEXIVO – FERRAMENTA DE BASE

A análise de sistemas consiste de procedimentos planejados indispensáveis a qualquer processo de trabalho em enfermagem, específico ou geral.

Inclui desenvolver, analisar, projetar, implementar, gerenciar, atualizar, inovar e avaliar modelos e métodos de trabalho para o processamento racional de informações, tanto através do modo automatizado ou computadorizado, como modo direto, mental e escrito manualmente.

A sistematização do trabalho em enfermagem através do método científico consiste de raiz ou base essencial provedora dos conteúdos informativos ao MAR-FB.

Buscando o pensar analítico reflexivo chega-se à realidade da quantidade e qualidade de alternativas das questões possíveis a serem selecionadas, processadas e avaliadas. A propósito, a etapa do método científico na qual são identificadas e selecionadas as informações, inclusos problemas, contém requisitos técnicos de caráter crítico e minucioso a serem levados em conta; pois informações representam a fonte de conteúdos essenciais para embasar todas as etapas subsequentes.

A sistemática que inclui a FB recomenda ações que atendam aos requisitos das condições existentes identificadas no decurso do processo de planejamento, ou em situações isoladas, às quais se refere o elenco de informações coletadas, inclusive as ações de interatividade dos profissionais sobre as informações de multivariadas naturezas selecionadas para o estudo e processamento analítico.

Tal prática processual sugere suprir em parte os prejuízos causados pela fenda metodológica notada atualmente no desempenho sistemático entre as etapas de qualquer planejamento em enfermagem, por falta de ferramentas analíticas contendo estratégias técnicas operacionais.

O processo da Análise Reflexiva – Regras de Utilização, é ilustrado na figura que apresenta as seguintes etapas de trabalho, Questão de Análise Sinérgica: Sintetizar Informações, Inserir Informações, Analisar Informações, Classificar Informações, Avaliar Conteúdos.

Apêndice O

SELEÇÃO DE CONCEITOS: APLICAÇÃO DO MÉTODO ANALÍTICO REFLEXIVO

As formas de operacionalizar os sistemas de trabalho apresentadas na sequência deste livro aparecem como "fibras entretecidas" num plano de ideias, conceitos e ilustrações gráficas, ou seja, fazem parte da substância essencial do conhecimento que as fundamenta. Conhecimento em contínuo desenvolvimento na Enfermagem.

As ferramentas ou técnicas apresentadas no livro, de uso teórico-prático, são vistas na íntegra textual incluídas nos sistemas ou componentes do Marco Teórico: Sinergia Dinâmica de Processos; cabe ao gestor decidir quais opções escolher, ou senão, buscar em outras fontes, as modalidades de processos adequados às necessidades encontradas.

Nesta parte da obra são apresentadas formas da aplicação de técnicas guiadas pelo exercício do raciocínio analítico reflexivo na aplicação prática dos conceitos contidos nos Modelos e Métodos sugeridos, fundamentados em princípios de marcos referenciais.

No livro estão inseridas referências de autores estudiosos sobre os temas em questão, que sugerem medidas teóricas e práticas quanto à utilização de processos sistemáticos de trabalho, e o enfoque sinérgico do raciocínio analítico reflexivo praticado em todas as etapas de atuação.

MODELOS DE EXERCÍCIOS

Processos Operacionais de Trabalho: Enfoque de Sinergia Reflexiva:

Quadro 1 Lavagem das Mãos; incidência de contaminação em pacientes
Quadro 2 O Papel do Pesquisador durante e após o estudo
Quadro 3 Sistematização da Assistência de Enfermagem

Quadro 4 Necessidades Humanas Básicas
Quadro 5 Grafia Braille

Diante do cenário da **Enfermagem e o Tempo Presente,** existe a expectativa reflexiva da autora de que o resultado das contribuições feitas anteriormente, e da atual, intitulada, Enfermagem: Sinergia Dinâmica de Processos, tenha o significado de influência dinâmica aos Indivíduos Interagindo na Enfermagem. Na visão, Holística de atendimento às necessidades humanas básicas das pessoas; e orientada ao largo espectro de inovações a conquistar e realizar em prosseguimento a esta obra, com a atenção dirigida ao lema:

Foco no Alvo ⇔ Sinergia Reflexiva no Percurso

Índice Remissivo

SIGLAS:
PMG – Plano Mestre Global
MT – Marco Teórico: Sinergia Dinâmica de Processos
DGA – Domo Geodésico Análogo
MOE – Modelo de Organização da Enfermagem
FB – Ferramenta de Base
MAR – Método Analítico Reflexivo

A

Administração, 3, 18, 59, 60, 67, 100, 102, 113, 147
Ajustamentos, 13, 16, 19, 29, 32, 41, 64, 79, 106, 107, 110, 111, 124, 137, 147, 152
Ajustamento das Necessidades, 79
Ajustamento, Transformações, 29, 32
Alternativas, 6, 10, 32, 48
Ambiente, 2, 3, 6, 12, 19, 25, 26, 78, 85, 103, 105, 106, 110, 111, 122, 123, 12, 130, 144, 147, 152
Análise, 2, 10, 11, 18, 36, 53-58, 65-67, 70, 77, 79, 82, 87, 115, 120, 122, 124, 129, 130, 132, 134, 135-140, 145, 146, 148-151, 153
Análise crítica, 11, 79, 115, 133
Análise de sistemas, 66, 87, 134
Análise de funções. 136
Análise de ferramentas, 136
Análise de informações, 120
Análise operacional, 149-153
Análise de processos, 2, 3, 53-58, 85
Análise dos princípios, 36, 120
Análise reflexiva, 2, 3, 18, 30, 31, 70, 79, 82, 115, 124, 130, 136-138, 140, 145, 146, 148-153
Analítico, 1-3, 14, 15, 19, 23, 24, 26, 30, 33, 43, 44, 64, 65, 68, 77, 84, 88, 114-121, 124-131, 134-140, 142-144, 146, 147
Análogo – Domo Geodésico, 6, 14, 15, 16, 26, 29, 30, 35, 36, 38, 39, 43, 46, 65, 86, 119, 130
Analogia simbólica, 1
Anotar e salvar, 39, 40
Anotações
　de enfermagem, 55
　de documentação, 137, 138, 149, 150, 151
　de registro, 40, 55, 108, 131, 138, 140, 149, 150, 151
Aplicar, 4, 10, 28, 33, 48, 66, 91, 117, 119, 140, 149
Aplicação, 7, 17, 23, 24, 33, 36, 41, 43, 54, 57, 67, 68, 70, 79, 82, 83, 86, 92, 98, 101, 105, 109, 120, 129, 133, 136, 139, 142-146, 149, 156
Antecipar habilidades, 1, 8, 36, 40, 56, 98, 103, 104, 106, 114, 116, 138
Arcabouço do Marco Teórico, 5, 22, 24, 25, 33, 43
Arte, Tecnologia, 2, 5, 18, 19, 70, 74, 93, 103, 115, 139, 143, 147-149, 151, 154, 156
Assistência, 3, 4, 18, 37, 41, 42, 51, 54, 55, 57, 58, 68, 74, 76, 79, 83, 86, 93, 94, 101, 102, 104, 107, 108, 109, 113, 115, 128, 133, 143, 144, 147, 148,
Assistência de Enfermagem, 37, 44, 51, 54, 55, 57, 58, 60, 61, 68, 79, 85, 93, 108, 111, 113, 115, 133, 143, 144, 148, 151, 152, 154, 156
Assistência Psicoespiritual, 85, 93, 94, 101, 110, 152
Assistência Psicossocial, 85, 93, 101, 108, 110, 152
Assistência Psicobiológica, 85, 93, 110, 152,
Atitudes Interpessoais, 4, 6, 40, 41, 51, 54, 56, 60, 64, 66, 85, 88, 103, 106, 107, 118, 121, 122, 125, 126, 128, 131, 133, 134, 139, 147, 150, 151, 153
Atividades Teóricas, Prática, 4, 8, 13, 16, 18, 38, 49, 51, 53, 54, 58, 59, 64, 65, 68, 70, 75, 83, 96, 100, 101, 106, 102, 11, 125-131, 135, 136, 138, 139, 142, 143, 146-148, 150, 154
Atributos Teóricos, Sistêmicos, Mentais, 4, 12, 18, 24, 69, 70, 84, 86, 90, 91, 116
Atribuições, 36, 44, 65, 67-69, 82, 86, 89, 98, 100, 103, 128, 149-151
Atuar, 2, 154
Atuação Presencial, 2, 4, 56, 60, 122, 128, 134, 136, 143, 146, 154,

ENFERMAGEM: SINERGIA DINÂMICA DE PROCESSOS **187**

Avaliação, 8, 10, 11 16, 23, 27, 33, 37, 68, 71, 95, 115, 117, 120, 133, 134, 138, 140, 141, 142, 149, 150, 151

B

Base, Básico, 1, 2, 3, 6, 11, 12, 14, 16, 18, 23, 25, 26, 28, 30, 37, 38, 41, 43-45, 47, 54, 67, 70, 74-76, 81-84, 86, 88, 94, 95, 108, 112, 119, 124, 126-130, 134-137, 139, 143, 145, 147, 154
Bíblia, 92
Buscar, Busca, Buscando, Saber, Regras, 1, 2, 9, 10, 11, 13, 28, 31, 32, 36, 37, 39, 41, 43, 52, 56, 65, 67, 114-116, 135, 142, 150

C

Caixas de Texto, 26, 28, 30, 83, 84, 85, 86
Categorias do MT, Sistemas, 13-16, 24-26, 28-31, 56, 83, 84, 86, 90, 94, 112 Causa, causar, 1, 3-6, 14, 15, 25, 45, 64, 98, 110, 114, 118, 121, 127-133, 135, 137, 138, 146, 149-153
Causalidade, 5, 25, 127, 129, 130-133
Ciência da Geodesia, 6, 7, 14-16, 26, 29, 31, 35, 36, 38, 39, 41, 43-48, 65, 86, 119, 130
Ciência,Teoria, Formas, Lei, Enfermagem, 1, 2, 6, 12, 17-19, 22, 23, 25, 32, 33, 35, 39, 41, 42, 44, 45, 49, 54, 57, 62, 70, 71, 74, 75, 78, 80, 82, 86, 87, 92, 94, 95, 101, 102, 105, 107, 111, 114, 115, 118, 122, 123, 139, 141, 142, 143, 147
Científico, 1, 5, 11-13, 16-18, 22, 23, 32, 36, 37, 39, 41, 46, 49, 53, 58, 69, 75, 82, 91, 94, 95, 96, 100, 102, 112, 114, 116, 118, 124, 125, 128, 132, 134-136, 138, 142, 144, 145, 149-151
Competência, Encargos, 4, 18, 84, 90, 91, 95, 100, 102, 103, 141, 143, 150-154
Compreensão, Entendimento, 2, 4, 7, 10, 13, 21, 28, 31, 33, 38, 40, 43, 47, 49, 63, 64, 68, 71, 74, 83, 93, 96, 96, 103, 104, 106, 111, 120, 121, 124, 132, 135, 140, 150
Compreensão das Necessidades Básicas, 1, 4, 55, 85, 89, 91, 93, 104, 109-112, 137, 140, 144-146, 151, 153
Comportamento, 5, 6, 53, 54, 58, 64, 85, 97, 99, 105, 107, 114, 118, 122, 131, 134
Comunicação, 4, 6, 19, 21, 29, 31, 40, 41, 52, 54, 57, 60, 75, 79, 86, 87, 102, 106, 107, 110, 121, 133, 139, 149, 152
Concepções Científicas, MT, 11-13, 39, 69, 83, 88, 92, 117, 129
Conceituação de Processos, DGA, MOE, 5, 16, 18, 51, 53, 66, 108, 113, 131
Conceitos de estudos, princípios, idéias, 1, 3, 5, 6, 9, 10, 11-14, 16, 17, 19, 21, 24, 25, 26, 28, 29, 31, 35, 39, 40, 44-46, 48, 51, 52, 54, 59, 64, 66, 69, 70, 71, 75, 78, 79, 81-84, 86, 88-92, 94, 95, 97, 104, 108-110, 113, 116, 121, 124-126, 129, 132, 134, 137, 139, 142, 144, 147

Conceitual de Sinergia e Modelos, 2, 7, 14, 15, 24, 25, 29-31, 33, 38, 42, 53, 64, 68-71, 73, 76-78, 81, 83-86, 88, 97, 104, 111, 116, 122, 124, 126, 129, 139, 140
Conceitos de Sistemas, 2-6, 13, 22-24, 26, 29-31, 43, 45, 55, 64-66, 70, 71, 73-75, 77-79, 81-84, 86-91, 96, 97, 99, 101, 104, 109, 116, 130, 131, 134, 135, 137, 142, 147, 151, 152
Conflitos, 65-68, 72, 79, 105, 137, 140, 143, 149, 150
Configuração, MT, MAR, Sinergia, 21, 22, 24, 37, 76, 81, 95, 126, 127, 140
Conhecimento, 1-3, 5, 6, 9, 11-14, 16-19, 21-25, 27, 28, 31-33, 35-39, 41-13, 45-47, 49, 51, 54, 56-58, 60, 68-70, 75, 76, 79, 81, 83, 88, 91, 92, 94-96, 98-102, 105, 106, 108, 111, 112, 115-118, 121-124, 128, 131, 132, 135, 136, 139, 142-144, 147-150, 154, 155
Conjuntura, 28, 41, 67, 89, 99, 100, 103, 105, 106, 109, 128, 149
Consequências, 7, 18, 63, 78, 119, 128, 149, 150
Constituintes, 3, 5, 6, 14, 18, 22, 24-26, 28-30, 43, 70, 71, 73, 81, 90, 118, 130, 135
Contexto, Forma, Processos, 5, 7, 8, 9, 11, 13, 16, 22-26, 28-31, 33, 36, 41, 48, 51, 54, 57-59, 64, 69-71, 74, 76-78, 83, 84, 88-90, 92, 95, 96, 99-101, 104, 106, 107, 110-112, 121-125, 128, 129, 131, 141, 143, 147, 155
Correlação de Processos, 5, 19, 25, 39, 55, 107, 127, 129, 131, 132, 147
Criacionismo, 12, 25, 92
Criatividade, 33, 39, 43, 49, 54, 103, 105, 115, 131, 137, 146
Critérios de Elaboração, 2, 10, 11, 24, 28, 37, 39, 40, 43, 69, 89, 108, 112, 117, 124, 150

D

Definir Sinergia Dinâmica de Processos, 5-7, 13-15, 21-25, 35-37, 39-42, 51-60
Definir Inter-Relação, 2-6, 13-15, 21-26, 30, 31, 42, 43, 56, 57, 64, 65, 70, 71, 73, 83, 86, 88, 106, 107, 113, 119, 124, 127-130, 136, 139, 144, 116, 150, 151
Definir Princípios, 1, 2, 4-7, 10-13, 16, 22, 24-26, 29, 33, 36-39, 41-47, 59, 64, 70, 71, 73-75, 78, 81-83, 86, 88, 89, 91-95, 101, 107, 108, 110-112, 120-123, 127-132, 136, 142, 144, 145, 147, 149, 155
Definir Sinergia de Sistemas, 2-6, 13, 22-24, 26, 29-31, 43, 45, 49, 54, 64-66, 70, 71, 73, 75, 77-79, 81-84, 86-91, 96, 97, 99, 101, 104, 109, 116, 130-135, 137, 142-144, 146, 147, 151, 153-155
Definir Sinergia Analítica Reflexiva, 1-3, 10, 14, 15, 19, 23-25, 30, 33, 43, 44, 58, 64, 65, 67, 68, 70, 77, 78, 83, 84, 88, 114-121, 124-126, 128-131, 134-140, 142-144, 146, 147, 151, 153-156

Definir Sinergia de Categorias, 13, 14, 16, 24-26, 28-31, 56, 83, 84, 86, 88, 90, 94, 112

Definir Ferramentas, 1, 3, 10, 14, 16, 24-26 28, 30, 31, 34, 41, 41, 57, 58, 60, 63, 65, 67-73, 77, 79, 83, 84, 88, 96, 103, 108, 115, 124, 126-129, 134, 136-143, 145-147, 153-156

Definir Formalismos, 5, 14, 22-27, 37, 72, 73, 75, 130, 141

Definir Geodesia, 6, 41, 44-48

Definir Modelagem, 11, 13, 23, 27, 30, 39, 64, 72, 73, 76, 86, 126, 129, 140, 141

Definir Modelo, 2-5, 7, 10, 12-19, 21-27, 29-32, 35-42, 44, 45, 47, 48, 51, 53-61, 64, 65, 68-71, 73-91, 95-97, 100-102, 104, 108, 109, 112, 124-126, 128, 130, 131, 133, 134, 136, 142-148, 150, 152

Definir Método, Metodologia, 2-5, 9-11, 13-16, 18, 22-24, 26, 30, 32, 36, 37, 40-42, 44, 46, 49, 52, 53, 55, 58, 64, 65, 67, 69-74, 78, 81, 82, 84, 85, 88, 91, 93, 95, 96, 98, 102, 111, 112, 114, 115, 117, 119, 122, 124-126, 129, 130, 133-137, 139, 141-147, 150, 151, 153, 155

Definir Raciocínio, 1, 3-5, 9, 13, 15, 19, 23, 25, 33, 43, 46, 48, 58, 63, 69, 70, 83, 84, 91, 95, 114, 117-126, 128, 131-133, 136-144, 147

Desempenho, 14, 30, 36, 67, 70, 101, 103, 106, 118, 125, 128, 131, 136, 139, 148, 149, 154

Desenho Geométrico, 14, 50

Desenho e formas do DGA, 7, 14, 15, 21, 30, 35, 38, 39, 41, 44, 47-49, 65, 73

Desvantagens, 31, 82, 140

Dimensão Funcional, 86, 150

Dinâmica – Sinergia, 1, 2, 5, 6, 7, 9, 14, 15, 21, 24, 28, 31, 73, 130,

Dinâmica de Sistemas, 6, 5, 15, 28, 29, 31, 74, 82, 84, 151

Dinâmica de Princípios, 2, 4, 25, 26,

Dinâmica Interacional, 2-5, 13, 14, 15, 22, 24, 26, 30, 36, 38, 39, 41, 43, 44, 48, 71, 83, 84, 86, 112, 113, 119, 124, 128, 130, 144,

Dinâmica de Processos, 1-3, 5-7, 9, 13-16, 18, 23-26, 28-30, 35, 51, 63, 64, 73, 77, 81, 83, 86, 88, 90, 101, 108, 112, 119, 124, 125, 127, 129, 130, 132, 134, 139, 142, 145-147

Diversidades de Opiniões, 8, 13, 17, 39, 92, 117, 119, 122

Dinâmica Reflexiva, 31, 118, 136

Discernimento, 3, 95, 102, 105, 110, 115, 118, 120, 152, 153, 154

Domo Geodésico Análogo, 6, 7, 14-16, 26, 29, 30, 35, 36, 38, 39, 43, 45, 46, 48, 65, 86, 119, 130

E

Educação, 3, 18, 34, 42, 58, 91, 98, 100, 102, 106, 113, 147

Efeitos, 2-7, 11, 14, 25, 31, 39-44, 48, 63, 64, 67, 70, 78, 81, 91, 93, 99, 193, 106, 110-112, 116, 118-120, 124, 126-133, 138, 143, 146, 149-153

Elementos do MT, 3, 6, 10, 14, 16, 18, 24-26, 28, 38, 54, 56, 69, 71, 73, 74, 86, 90, 91, 94, 95, 96, 98, 104, 108, 110, 120, 124, 128, 130, 139, 146

Empatia, 63

Enfermagem, 1-10, 12-20, 23-27, 30, 32, 37-42, 44, 46, 51, 52, 54-69, 70-72, 74-90, 93, 94, 96-102, 104, 107-109, 111-118, 12-127, 136, 138-156

Enfermagem e o Tempo Presente, 148, 154, 155

Enfermeiros, 1, 40, 53, 55, 57, 58, 60, 62, 63, 68, 72, 77, 78, 87, 98, 114-116, 139, 141, 143, 146147, 154, 156

Enfoque Holístico, 1, 3, 4, 12, 19, 25, 81, 83, 88, 89, 93, 104, 108, 109, 113, 127, 135, 138, 147

Ensino, 33, 53, 55, 60, 76, 87, 80, 98, 101, 116, 123, 141, 143, 156

Entendimento, 1, 5, 12, 13, 16, 21, 23, 25, 33, 41, 43, 57, 63, 67, 75, 84, 88, 91, 102, 105, 11, 116, 118, 121, 127-129, 132, 135, 139

Esfera Geodésica, 7, 15, 44, 46, 47, 49

Espiritualidade, 56, 58, 60, 85, 90, 93, 94, 101, 1q5, 109, 110, 152

Estrutura Científica, 10, 14, 22, 24, 25, 28, 31, 37, 38-40, 45, 46, 49, 50, 59, 64, 69, 71, m73, 76, 83, 84, 86, 88-91, 109, 110, 124, 126, 129, 136

Estudo, Aprendizado, 6, 9, 10, 12, 13, 23, 29, 36-38, 41, 46, 50, 52, 53, 55, 56, 58, 59, 61, 68, 69, 70, 71, 74, 76-80, 82, 83, 87, 89, 91, 92-95, 98, 99, 104, 105, 107, 108, 111-113, 115, 118, 120-125, 131, 134, 136, 143, 145, 147, 148, 150, 151, 156

Essência, 1, 2, 5, 11, 13, 14, 16, 21-25, 39-41, 44, 45, 47, 51, 59, 70, 74, 82, 83, 90, 94-96, 103, 104, 107, 108, 110, 112, 116, 118, 119, 121, 125, 128, 129, 134, 135, 139, 142, 143, 149

Ética, 8, 11, 12, 19, 25, 57, 61, 87, 91, 92, 93, 102, 106, 107, 110, 128, 138, 140, 143, 149, 152

Evidências, 1, 11, 14, 16, 38, 73, 94, 98, 119, 138, 140

Evolução Histórica, 1, 17, 39, 40, 51, 58, 67, 75-78, 89, 98, 102, 114, 115, 133, 149, 151

Expectativas, 10, 11, 21, 32, 40, 66, 71, 81, 96, 100, 101, 103, 142, 150

F

Fé, Crença, 12, 13, 56, 91-93, 104, 110, 128,

Fenômenos, 2, 4, 5, 9, 10, 16, 19, 22, 23, 25, 33, 46, 54, 57, 64, 69, 78, 82, 83, 84, 89-92, 94, 95, 98, 107, 109, 112, 118, 128, 130-132, 147, 151, 154

Ferramentas, 1, 3, 10, 14, 15, 18, 23, 25, 26-28, 30, 31, 34, 41, 44, 57, 58, 60, 63, 65-70, 72, 73, 77, 79, 83, 84, 88, 95, 102, 108, 113, 115, 124, 126-129, 134-140, 141-4=143, 145-147, 151-156

Ferramenta de Base, 3, 14, 15, 26, 30, 44, 70, 84, 110, 124, 126-129, 134-139, 145, 147, 149-153
Ferramentas Analíticas, 66, 67, 136
Ferramentas Operacionais, 1, 28, 66, 68, 70, 72, 136, 143, 151
Ferramentas Tecnológicas, 18, 70,
Ferramentas de Processos, 58, 63, 65, 68, 69, 70
Figuras Ilustrativas, 3, 7, 15, 36, 30, 36, 44, 47, 65, 85, 110, 27, 140, 149-153
Foco no Alvo, 130, 155
Forças Atuantes, 2, 5, 6, 7, 33, 46, 93, 99, 100, 106, 111, 112, 121, 125, 128, 130, 132, 139
Formalismos, 5, 22, 23, 25, 37
Formas, 1-6, 8, 10, 12-16, 21, 36, 38, 39, 41, 43-49, 53, 55-58, 60, 64-66, 68, 70, 71, 74-78, 82-84, 88-90, 94, 95, 97-102, 105-109, 112-114, 116-120, 126-128, 131, 142-147, 155
Funções, 1, 13, 18, 26, 29, 37, 44, 45, 47-49, 64, 70, 84, 86, 103-105, 109, 111, 121, 124, 126-128, 136, 145
Fundamentação, 10, 13, 26, 44, 83, 143, 156

G

Gênese da Natureza Humana, Vida, 6, 12, 13, 18, 26, 29, 91, 92, 110, 152
Gênero de Sistemas, 15, 84, 90, 93
Geodésico, Geodesia, 6, 7, 14, 15, 16, 26, 29, 31, 35, 36, 38, 39, 41-44, 45-48, 65, 86
Gerência da Assistência, Gerencial, 19, 53
Gestão, 19, 58, 65-68, 71, 72, 83, 84, 86, 87, 91, 101, 115, 136, 127, 130, 132, 134-138, 140, 142, 143, 148
Gestão de Conflitos, 65-68, 72, 79, 105, 137, 140, 143, 149, 150
Grupo, 92, 99, 101, 103, 109

H

Habilidades Humanas, 1, 7, 36, 40, 56, 98, 103, 104, 105, 106, 114, 116, 123, 137, 150
Hexágonos, Hexagonais, 7, 15, 28-31, 44, 47-49, 119
Hipótese, 16, 19, 25, 119, 147, 150
Hipotética, 25, 119, 147, 150
Historicidade, História, 22, 32, 38, 45, 52, 57, 61, 82, 87, 128, 129, 144, 150
Holístico, 1, 3, 4, 12, 19, 25, 81, 83, 88, 89, 93, 104, 109, 110, 113, 127, 136, 138, 147

I

Ideias, 9, 11-13, 17, 21, 28, 33, 35, 39, 40-42, 58, 63-66, 69, 90, 92, 95-97, 101, 105, 106, 111, 114-116, 118, 122, 124, 125, 129, 131, 135, 140, 142-144, 154, 155

Identificação
  critérios, 2
  princípios, 13
  informações, 29
  componentes, 37
  problemas, 115, 151
  significados, 120
  variabilidade, 137
  questão, situação, 138
  inter-relações, 138
Ideologia, 11, 13, 30, 89, 92, 93, 104, 128
Ideológico, 11, 12, 22, 26, 39, 91, 130, 136
Ilustrações, 1, 3, 7, 13, 15, 21, 26, 30, 35-37, 42-44, 46, 47, 65, 75, 85, 110, 121, 127, 140, 142, 145, 149-153
Ilustrativo, 13, 23, 29, 48, 65, 73, 83, 148
Implementação, 3, 4, 8, 52, 57-59, 71, 78, 79, 88, 117, 127, 144, 146, 151, 155
Indivíduos Interagindo, 3, 7, 14, 15, 19, 29, 30, 55, 63-66, 83, 84, 97-99, 108, 125, 126, 128, 129, 138, 144-148, 153-155
Informação, 2, 18, 32, 33, 41, 42, 45, 50, 56, 62, 66, 87, 102, 121, 134
Instrumento, 10, 17, 19, 24, 28, 31, 44, 53, 57-60, 65, 67-69, 71, 84, 95, 102, 122, 124, 126, 128, 130, 133, 134, 141, 144, 150
Intuição, 9, 105, 115, 118, 119, 120, 123
Inter-Relação Retroativa, 2, 4, 5, 6, 13-15, 21-26, 30, 31, 42, 43, 56, 57, 64, 65, 70, 61, 73, 83, 86, 88, 106, 107, 113, 119, 124, 127-130, 136, 139, 144, 146, 150, 151
Intervenção, 4, 40, 66-68, 70, 91, 96, 100, 101, 103, 132, 144, 149, 154

J

Jargão, Jargões, 10, 122
Juntos, 21, 63, 66, 70, 97, 101

L

Leis Morais, Naturais, Físicas, 5, 12, 16, 23, 25, 74, 89, 92-94, 97, 101, 127129, 131, 149
Linhas geométricas, 24, 28-30, 35, 37, 47-50, 71, 84, 131

M

Mapas Conceituais, 26, 28-30, 32-34, 65, 74, 85, 130
Mapa Conceitual 1, Categorias, 30
Mapa Conceitual, 2
Marcos Teóricos, 9, 13, 19, 35, 45, 64, 65, 90, 142, 143
Marco Teórico (MT), 1-3, 5-9, 11, 14, 15-18, 21-26, 28-30, 33, 35-39, 41-49, 63, 65, 69, 70-73, 77, 81, 83, 86, 88, 90, 108, 110, 112, 114, 118, 119, 124, 127, 129, 130, 135, 139, 142, 145, 147, 155

Mecanismos de
  interdependência, 5, 106, 124
  processadores, 64, 73, 81, 124, 124, 127, 128, 140, 140
  ferramentas, 18, 41, 128, 140
  simbólicos, 3, 5, 21, 22, 26, 41, 44, 48, 65, 71, 84, 124
  Internet, 17, 41
  MAR FB, 127, 128, 146
  inter-relação, 5, 106, 124, 136
  robotizados, 68, 82
  defesa, 143
  metodológicos, 18, 128, 140, 146
  funcionais, 31, 106, 140, 146
Mente, Mental, 3, 6, 21, 36, 68, 74, 85, 105, 106, 116, 118, 120, 121, 124, 125, 137, 139, 148
Métodos, 3, 4, 5, 10, 12, 19, 22, 26, 32, 36, 37, 40, 42, 46, 49, 55, 64, 65, 69, 70, 72, 84, 95, 1112, 133
Metodologia, 2, 9, 10, 13, 14, 16, 18, 19, 24, 41, 58, 64, 67, 74, 81, 91, 95, 98, 117, 122, 150, 155
Método Analítico Reflexivo, 3, 14, 15, 23, 24, 26, 30, 44, 54, 64, 65, 77, 78, 84, 88, 114, 115, 119, 124-126, 129, 130, 134, 135
Método de Trabalho, 2, 52, 58, 71, 82, 85, 96, 102, 111, 115, 136, 137, 139, 144-147, 151-153
Método Ferramental, 69, 73, 82, 85, 93, 96, 126, 141, 142, 143
Modelagem, 11, 13, 23, 27, 30, 39, 64, 72, 73, 76, 86, 126, 129, 140, 141
Modelos, 2-5, 7, 10, 19, 22, 29, 31, 32, 35, 36, 40, 85, 131, 134, 136, 142, 145, 147
Modelos Teóricos, 13, 17, 27, 29, 30, 37, 38, 55, 56, 65, 74, 77, 78, 80, 85
Modelo de Organização da Enfermagem, 3, 14, 15, 18, 31, 31, 38, 39 .44, 54, 56, 57, 65-73, 75, 81, 83, 84, 85, 86, 88, 89, 90, 91, 97, 100, 101, 104, 105, 108, 109, 110, 112, 116, 136, 139, 140, 147, 149
Modelos de Processos, 19, 23, 26, 27, 29, 30, 37, 42, 47, 51, 53, 54, 56, 60, 65, 68, 70 71, 82, 86, 87, 96, 100-102, 108, 112, 126, 133, 143, 148-153
Modelos Conceituais, 29, 51, 58, 64, 71, 73-76, 79, 81, 85
Módulos da FB, 3, 14, 15, 26, 30, 44, 70, 84, 110, 124, 126-129, 134-139, 145, 147, 149-153
MOE, 85
Mores, 95, 128
Motilidade, 86, 110, 152
Mundo, 1-3, 11, 12, 16-18, 26, 36, 38, 40, 44, 45, 58, 57, 72, 74, 75, 78, 79, 92, 98, 100, 105, 106, 112, 114, 143, 150

N
Necessidades Básicas, 1, 4, 55, 85, 89, 91, 93, 104, 109-112, 137, 140, 145, 146, 151, 153
Normas do DGA, 43, 45, 89, 91, 92, 96, 99, 127, 128, 131, 134, 146, 149, 155

O
Operacional, 3, 8, 11, 13, 16, 18, 22, 23, 28, 29, 31-33, 39, 43, 64, 66, 67, 70, 75, 82, 84, 88, 95, 96, 100, 103, 105, 106, 108, 114, 118, 120, 124, 125, 127-129, 134, 137, 139, 142, 144-146, 149, 150, 151, 153
Organismo, 105, 107, 109, 110, 11, 113, 121, 131
Organização, 3, 8, 12, 14, 15, 18, 26, 30, 33, 38, 39, 44, 52, 54-58, 61, 67-71, 74-79, 81-86, 88, 89, 93, 97, 99, 100-105, 109, 124-126, 130, 131, 136, 144, 145, 149, 151, 154

P
Padrão, 1, 73, 81, 83, 86, 88, 95, 114, 136, 149
Padrões, 10, 12, 31, 32, 36, 43, 44, 46, 54, 71, 90, 92, 97, 105, 118, 131, 139, 142, 149
Partes, 5, 6, 21, 24, 26, 28, 38, 68, 71, 73, 84, 86, 89-90, 95, 104, 109, 140
Pensar Juntos, 1-3, 11, 12, 17, 31, 38, 40, 43, 63, 77, 80, 91, 106, 114-119, 121, 125, 135, 140, 142-144, 154
Percepção, 10, 20, 49, 62, 105, 110, 11, 120, 123, 152
Percurso, 153, 154, 155
Perspectiva, 14, 21, 23, 26, 33, 43, 44, 51, 55, 60, 87, 124, 129 139, 141, 143, 145-148, 150, 151, 155, 156
Pesquisa, 2-4, 9, 10, 12, 16, 18, 19, 33, 38, 40, 45, 56, 59, 66, 69, 70, 74, 76, 78, 82, 83, 88, 93-96, 98, 100, 102, 113, 116, 115-118, 120-122, 128, 131, 134 136, 137, 139, 131, 134, 136, 137, 139, 141, 143, 145-148, 150, 151, 155, 156
Pessoas Interagindo, 1, 4, 6, 26, 125
Pessoas Proativas 1, 63, 64, 114 116, 118, 129, 154
Planejamento, 3, 8, 18, 19, 44, 51, 52, 54, 55, 59, 60, 66, 68, 71, 98, 100, 101, 114, 115, 122, 125, 131, 135, 136, 39, 145, 146, 148, 150, 151
Planejar, 58, 101, 131, 136
Plasticidade, 13, 39, 40, 44, 48, 128,
Plano Mestre Global (PMG), 5, 6, 25, 86, 32, 65, 68, 70, 86, 108
Plano de Fundo, 24, 25, 26, 90
Plano de Contexto, 5, 7-9, 11, 13, 16, 22-26, 28-31, 33, 36, 41, 48, 51, 54, 57-59, 64, 69-74, 76-78, 83, 84, 88-90, 92, 95, 96, 99-101, 104, 106, 107, 110-112, 121, 122-125, 128, 129, 131, 141, 143, 147, 155

ENFERMAGEM: SINERGIA DINÂMICA DE PROCESSOS **191**

Plano das Formas, 1-6, 8, 10, 12, 13-16, 21-31, 35, 36, 38, 39, 41, 43-45, 47-49, 53, 55-58, 60, 64-66, 68, 70, 71, 74-78, 82-84, 88, 89, 90, 9, 95, 97-102, 105-109, 112-114, 116, 117, 119, 120, 126-128, 131, 142, 143-147, 155

Plano Teórico, 22, 25, 26

Potencialidades, 102, 105, 109, 144

Povos, 38, 97, 99

Prática, Teoria, 2, 5, 6, 10-17, 19, 20, 23-25, 27, 30, 31, 37-40, 42-49, 51, 52, 55-58, 60, 62-67, 69-72, 74-83, 85, 86, 88, 91-96, 98, 101-103, 106-110, 113, 115, 117, 119, 120, 124-129, 131, 132, 134, 134-147, 149-156

Preservação, Reparação, 11-113, 153

Princípios de Psicodinâmica, 4, 41, 130

Princípios da Ciência da Geodesia, 6, 41, 44-48

Princípios do MT, 1-7, 10-13, 15, 16

Princípios do DGA, 6, 14-16, 26, 29, 30, 35, 36, 38, 39, 42-45, 47-49

Princípios, Causa, Prática, Efeito, 3, 5, 6, 14, 15, 25, 64, 67, 110, 114, 118, 127-133, 135, 136, 139, 144, 146, 150, 151

Princípios de Percepção, 10, 20, 49, 62, 105, 110, 111, 120-123, 152

Princípios de Inter-Relação, 2, 4-6, 13-15, 21, 22, 24-26, 30, 31, 42, 43, 56, 57, 64, 65, 70, 71, 73, 83, 86, 88, 106, 107, 113, 119, 124, 127-130, 136, 139, 144, 146, 150, 151

Princípios de Intervenção Humana, 4, 40, 66-68, 70, 91, 96, 100, 101, 103, 132, 144, 149, 154

Princípios Ideológicos, 11, 12, 22, 26, 39, 91

Princípios Operacionais, 12, 4-6, 13-15, 18, 21, 24-26, 28-31, 41, 43, 44, 53, 64-67, 70, 71, 73, 79, 81, 84, 86, 90, 91, 99, 113, 117, 122, 125-127, 129, 130, 136, 137, 143, 146, 148

Proativo, Proatividade, 1, 63, 64, 114, 116, 118, 129, 154

Processos Sistêmicos, 3, 5, 6, 13, 18, 25, 26, 2829, 31-34, 36-39, 41, 44, 46, 48, 49, 51, 53, 54, 58, 61, 64-66, 69, 70, 73-76, 79, 81, 82, 84, 85, 89, 108, 113, 121, 122, 124, 128, 129, 130, 136, 138

Processos – Função, 25, 28, 29, 48, 65, 69, 70, 79, 81, 83, 86, 99, 120, 127-130, 136, 137, 139, 143, 147

Processos – Funções, 1, 13, 18, 26, 29, 37, 44, 45, 47-49, 64, 70, 84-86, 103-105, 109, 111, 121, 124, 126, 127, 136, 145

Processos Operacionais, 3, 8, 11, 13, 16, 18, 22, 23, 28, 29, 31-33, 39, 43, 64, 66, 67, 70, 75, 82, 84, 88, 95, 96, 100, 103, 105, 106, 108, 114, 118, 120, 124, 125, 127-129, 134, 137, 139, 142, 144-146, 149-151, 153, 155

Processos de Sinergia, 1-9, 13-16, 21, 22, 25, 26, 28-31, 35, 36, 43, 48, 49, 51, 59, 60, 63-65, 70, 73, 74, 77, 81, 83, 85, 86, 88, 90, 99, 101, 104, 108, 110, 112, 114, 120, 124-127, 129, 130, 132, 134-136, 140, 142, 142, 145, 147, 151, 155

Processos de Sistemas, Sistematização, Sistemáticos, 1-6, 9, 12, 13, 18, 19, 22, 23, 25-27, 29-31, 38, 45, 46, 49, 51, 53-60, 62, 64-66, 68-71, 73-76, 78-92, 94-99, 101, 104, 106, 107, 109, 115-119, 124, 126, 127, 129, 130, 132-138, 140, 142-149, 151, 154, 155

Processos de Trabalho, 1-8, 10, 12, 13, 15, 16, 18, 19, 21-23, 25-29, 31-33, 36, 37, 41-49, 51-56, 58-71, 73, 76-78, 81-84, 86-90, 93, 95, 96, 98, 100, 101, 103, 105-108, 111-137, 139, 142-151, 154, 155

Profissionais, 1-4, 10, 12, 16, 19, 27, 32, 37, 40, 41, 42, 51, 52, 55-57, 59, 64, 66, 68, 76, 77, 79, 81, 84, 90, 92, 94 95, 98, 99, 101, 104, 106-108, 112-114, 116, 117, 125-127, 130, 131, 136, 139, 142, 143, 147-149, 154

Provável ou Improvável, 2, 5, 19, 25, 33, 119, 129, 131, 132, 147

Psicobiológico, 85, 90, 108, 109, 110, 118, 152

Psicossocial, 85, 90, 93, 101, 108, 109, 110, 118, 152

Psicoespiritual, 85, 90, 93, 94, 110, 118, 152

Q

Questionamentos, 4, 32, 63, 68, 91, 124, 139, 148, 155

Quadros, 26, 65 110, 149, 152, 153

Questão Analisada – Lavagem das Mãos, 149

Questão Analisada – Pesquisador, 150

Questão – Sistematização, 151

Questão – Necessidades Básicas, 152

Questão – Grafia Braille, 153

R

Raciocínio Analítico Reflexivo, 1, 3, 4, 5, 9, 13, 19, 23, 25, 33, 46, 48, 58, 63, 69, 70, 83, 84, 91, 95, 114, 117-126, 128, 131-133, 136-144, 147

Reciprocidade, 19, 85, 91, 93, 98, 102, 107, 108, 115, 147

Recursos, 1, 3, 14, 16, 18, 35, 36, 37, 40, 41, 45, 63, 67, 76, 81, 83, 84, 89, 91, 98, 101, 102, 111, 113, 114, 1116, 128, 135, 137-140, 142, 147, 148, 150

Reflexão – Tempo Presente, 154, 155

Regras, 21, 36, 41, 48, 53, 70, 82, 92, 94, 96, 103, 107, 123, 125-127, 131, 132, 134, 135, 140, 144-146, 157

Relação, Correlação, 2, 4-6, 12-16, 19, 21, 22, 24-26, 30, 31, 39, 42, 43, 46, 51, 55-57, 59, 62, 64, 65, 67, 68, 70 71, 73, 83, 86-90, 99, 100, 103, 106-109, 112, 113, 115, 116, 119, 124, 126-133, 135, 136, 139-141, 144, 146, 147, 150, 151

Relacionamento Interpessoal, 2, 4-6, 13-15, 21, 22, 24-26, 39, 31, 41-43, 54, 56, 57, 64, 65, 70, 71, 73, 83, 86, 88, 90, 106, 107, 113, 119, 124, 127-130, 136, 139, 144, 146, 150, 151

Relação das Necessidades Básicas, 1, 4, 55, 85, 89, 91, 93, 104, 109-112, 137, 140, 145, 146, 151, 153

Representativa, Representatividade, 14, 22, 22, 36, 41, 44, 46, 48, 71, 83, 84, 88, 89, 92, 95, 118, 124

Retroatividade, 42, 64, 65, 130

Retroativa, 2, 5, 6, 13-15, 21, 22, 24-26, 28, 30, 31, 36, 42-44, 48, 49, 64, 65, 70, 71, 73, 83, 86, 88, 89, 113, 119, 124, 127-130, 136, 139, 144, 146, 149, 150

S

Saber, 1-3, 5, 9, 10, 11, 13, 21, 22, 24, 25, 26, 28, 30, 31-33, 35, 36, 38, 41, 46, 52, 56, 59, 66-69, 74, 83, 91, 95, 102, 104, 114, 116, 118, 123, 124, 128, 130, 144, 147-149, 154

Seletiva – Utilização, 31

Sabedoria, 95, 102

Significado Histórico, 57, 61, 82, 87, 97, 128, 129, 144, 150

Significado de Historicidade, 22, 32, 38, 52

Significado da Ferramenta FB, 1, 3, 10, 14, 15, 18, 23, 24, 26, 27, 28, 30, 31, 34, 41, 44, 57, 58, 60, 63, 65-70, 72, 73, 77, 79, 83, 84, 88, 95, 102, 108, 113, 115, 124, 126-129, 134-143, 145-147, 151, 153-156

Significado Humano, 51,

Significados, 1, 4, 5, 9, 10, 12, 13, 16, 17, 21, 22, 24 32, 35, 38, 39, 41, 42, 44, 46, 48, 49, 51, 53, 56, 57, 59, 60-66, 69, 73, 74, 78, 81, 86, 88, 89, 92, 94, 95, 99, 103, 105, 107, 110, 111, 118, 120, 121, 122, 125, 128, 129, 132, 140, 145, 150, 153

Significado de Processos Sistêmicos, 1-6, 9, 12 13, 18, 19, 22, 23, 25-27, 29-31, 38-45, 46, 49, 51, 53-60, 62, 64-66, 68-71, 73-76, 78-92, 94-99, 101, 104, 106, 107, 109, 115-119, 124, 126, 127, 129, 130, 132-138, 140, 142-149, 151, 154, 155

Símbolos, Simbologia, Simbolismo, 9, 13, 21, 32, 35, 37, 39, 43, 45, 49, 64, 65, 74, 78, 81, 91, 127

Sinergia, 1-9, 13-16, 18, 21, 22-26, 28-31, 35, 36, 43, 48, 49, 51, 59, 60, 63, 64, 70, 73, 74, 77, 81, 83, 86, 88, 90, 101, 104, 108, 110, 112, 114, 119, 124-130, 132, 134-136, 142, 145, 147, 151, 155

Simplificação, Simplificar, 13, 14, 39, 140

Síntese Ilustrativa do MT 15, 30

Sistema de Valores, 4, 12, 21, 38, 39, 67, 74, 86, 92, 93, 98, 106, 110, 121, 128, 132, 144, 149, 152

Sistemas, 2-6, 13, 22, 33, 24, 26, 29, 30, 31, 43, 45, 64, 65, 66, 70 71, 73-75, 77-79, 81-84, 86-91, 96, 97, 99, 101, 104, 109, 116, 130, 131, 134, 135, 137, 142, 147, 151, 152

Sistematização, 18, 24, 27, 51, 54, 57, 58, 60, 65, 68, 71, 107, 127, 132, 13-136, 138, 140, 143-149, 151, 156

Substância, 11, 22, 24, 39, 51, 54, 57, 58, 60, 65, 71, 77, 95, 100, 110, 111, 124, 126, 129, 142, 155

T

Tecnologia, 6, 7, 18, 31, 41, 50, 58, 66, 70, 74, 77, 82, 91, 101, 121, 134, 147, 150

Teórico/Prático, 6, 25, 29, 125, 127, 128

Teórica/Prática, 2, 5, 6, 15, 30, 42, 70, 88, 124

Teórico, Teórico/Prático, Teórica/Prática, 1-7, 9-14, 16-22, 24-26, 28-33, 35-39, 41-43, 45-47, 49, 51, 52, 54, 55, 58, 59, 63-65, 67-71, 73, 74, 77, 81, 83, 84, 86, 88-90, 95, 105, 108, 110, 112, 114, 115, 117-119, 122, 124-130, 134-136, 138, 139, 142, 144-148, 155

U

Universo, 3, 5-7, 12, 13, 25, 45, 48, 89, 92-94, 99, 109, 112, 131

Utilização – MAR FB, 3, 14, 15, 23, 24, 26, 39, 44, 54, 64, 65, 77, 78, 84, 88, 114, 115, 119, 124-126, 129, 130, 134, 135

Utilização – Sistematização, 151

Utilização – Teorias, 16, 81, 144

Utilização – Conceitual, 4, 89

Utilização – Computador, 45

Utilização – Percepção, 120, 121

V

Valores, 4, 12, 21, 38, 39, 67, 74, 86, 92, 93, 98, 106, 119, 121, 128, 132, 144, 149, 152

Vantagens, Desvantagens, 31, 39, 70, 79, 82, 137, 140

Variabilidade, 5, 19, 25, 127, 129-132, 137, 147

Vida, Vital, 6, 11, 12, 18, 26, 29, 38, 51, 63-65, 70, 85, 91-94, 96-99, 101, 103-106, 108-113, 118, 119, 134, 137, 147, 150, 152, 153

Visão, 25, 26, 30, 33, 38, 42, 43, 46, 52, 54, 70, 75, 79, 83, 89, 90, 94, 98, 114, 116, 118, 121, 124, 127, 129-132, 137, 141, 145, 147, 154, 155

Visão - Discernimento, 3, 95, 102, 105, 110, 115, 118, 120, 152-154